JN125827

メンタルは食事が9割

宮島賢也

アスコム

はじめに

精神科医である僕は、自分のうつも、患者さんのうつも薬では治せませんでした。

僕の心を変えるきっかけとなったのは、食事です。

ストレスを抱えている人が増えている今、本書で、その方法のすべてを公開しようと思います。

今の時代、**誰もが「心の苦しさ」を抱えている**といってもいいのではないでしょうか。

うつの症状に悩んでいる人だけでなく、仕事やプライベートでストレスを感じている人、毎日の疲れがなかなか取れない人、やる気がでなかったり、よく眠れなかったりする人、外出して人と会う気になれない人、なんとなく落ち込みがちな人など、心に元気がないと心当たりのある人は、「宮島式食事法」を、ぜひ一度試してみてください。

うつの要因ともなる**ストレス**は、どこにでもあります。

なかでも人間関係から生まれる生きづらさ、コロナ禍のような不測の事態が続くことによる不安や困窮、それから「リストラ」や「転勤」、「身近な人の死」など環境の変化から生まれるストレスは、メンタル不調の大きな原因といわれます。

でも、どのストレスも、**自分だけで解決するのは難しい**と思います。

また、**まじめで責任感が強い人。気を使いすぎる人。**そういう人は頑張りすぎて自分を追い込み、ストレスを溜めやすいといわれています。

でも、自分の性格は簡単には変えられないものです。

うつだった僕には、その苦しみがよくわかります。

僕は7年もの間、うつの症状にもがき、苦しんできました。そして、うつ病の患者さんと同じように、自分を変えることができずにいました。

その間、薬を服用していましたが、いくら飲み続けても、うつが治ることはありませんでした。薬を飲めば症状はやわらぎますが、対症療法のため、どうしても根治にいたらなかったのです。

そんな**僕を救ってくれたのが、食事**でした。

自分を変えるってたいへんなことです。少しでも変えられれば自信になるのですが、なかなかうまくいきません。そもそも、環境を変えたりして、ストレスの原因を取り除こうとするのも、簡単な話ではありません。

そんなときに、僕が出会ったのが「健康になるための食事法」です。**食事を見直すくらいならできるかもしれない**——。それが、僕のうつ克服の始まりでした。

気づいたら2週間が経過し、僕の体は軽くなり始めました。そして、体調に変化があらわれました。同時にうつの症状が消えていったのです。

食事で心の不調を改善するために大事なのは、**体に毒を溜めないこと**。

そのために心がけるのは以下の2点。

①毒になる食べ物はできるだけとらない
②溜まった毒はすぐに外に出す

実際に行うのは、「果物と生野菜、玄米中心の食生活にする」ことと、「水をたっぷり飲んで、午後8時以降はなるべく食べない」ことです。

細かいルールは多少ありますが、僕が見直したのは大きくこの2点です。

もちろん、逃げ道も用意しました。自分に自信が持てない僕ですから、「できるかもしれない」と思っていても挫折することも十分に考えられたからです。

ベジタリアンのような食生活をイメージするかもしれませんが、実際は、肉や魚を食べてもかまいません。さらに、果物と生野菜なら、好きなだけ食べてもいい、というルールにしました。


ルールがゆるいと、思いのほか継続できるものです。


しかも、この方法がいいのは、〝引き算〟の発想であること。

食事の買い物は果物と野菜だけ。時間も、お金も、セーブできます。そのままでも食べられるので、料理の手間がなく、体力を温存できます。玄米だって炊飯器が炊いてくれます。つまり、なにも考えなくていい。

心と体のエネルギーを、余計なことに使わなくて済むようになるのです。

体に毒を溜めない食事に変えて、気づいたことがありました。

それは、**食べることは体に負担のかかる行為**だということです。

とくに高タンパク質の肉や魚、それから添加物がたっぷり含まれた食品は、食べるだけで胃や腸がくたくたになります。

体が疲れると、動いたり、考えたりするのが面倒になります。

体が疲れると、心も疲れてしまうんですね。

逆に、体が元気だと、心も元気になるということです。

それまでの自分の食事を振り返ると、いかに体を疲れさせていたのかがわかりました。それが、うつが治らない理由だったのだと思います。

大好きな高脂肪、高タンパク質の食品をたらふく食べる
↓
消化・吸収にエネルギーを使って体がへとへとになる

↓
何もかも面倒くさくなる

これが、次のようになると、

果物、生野菜、玄米中心の食事を心がける

↓
胃腸への負担が減って体が軽くなる

↓
積極的な気持ちになる

体の変化だけでなく、心も変化していったのです。

心が変化したのには、理由があります。

体に毒を溜めない食事は、脳の状態に大きな影響を与える**腸を整える食事**であり、**脳に栄養を与える食事**でもあったからでした。

だから、心身ともに健康になるわけです。

食事を変えるくらいならできそうだ、とやってみたら、変えられました。

うつの僕にとっては、**「変われた」という事実が重要**でした。

たかが食事ですが、大きな自信になりました。自信が生まれたら、心がポジティブになって、好奇心のアンテナが立つようになり、希望や目標が生まれます。食事の見直しが、心の立ち直りのきっかけになりました。

7年間苦しんだうつから抜け出して思うことは、人間関係をよくしようとか、強い自分になろうとか、**頑張らなくてもよかったんだな**、ということです。

食べ物や食べ方を変えれば、心も変わるんです。

生き方や働き方はすぐには変えられなくても、食事なら今日から変えられます。

僕ができたのですから、みなさんにもきっとできるはずです。

ですが、もし難しい場合は、決して無理しないでください。とりあえず、できることからです。


まずは、できる範囲で2週間から。いや、1週間でもかまいません。

ほんの少し食事を変えるだけで体が変わります。

そして、少しずつ心も変わっていくことを実感できるはずです。

メンタルは食事が9割　目次

第1章 食事でメンタルは回復できる

第2章

心と体に「毒」を溜めない食べ方

第3章 心のバランスのカギ「腸内環境」を整える

第4章
「脳の栄養」を補って心の感覚を取り戻す

特別付録

本書は、２０１７年10月に弊社より刊行された『薬を使わず自分のうつを治した精神科医のうつが消える食事』を改題し、加筆・修正したものです。記述内容は、刊行時点（２０１７年10月）の情報に基づいたものとなります。

第1章

食事でメンタルは回復できる

食事で「7年間のうつ」を抜け出せた

精神科医である僕も、長くうつで苦しんだひとりです。

僕がうつ病と診断されたのは2000年のことです。それから7年間、処方薬を飲み続けましたが、うつ状態はよくなりませんでした。その間、僕は精神科医として患者さんに同じように薬を処方しましたが、やはり、ほとんどの患者さんを治すことができませんでした。

自分がうつになり、薬を飲み、また多くの患者さんに薬を処方するなかでわかったことがあります。それは、

「うつは薬では治らない」ということです。

薬を飲めば不安や落ち込みが麻痺《まひ》しやすくなりますが、対症療法ですから、

寛解《かんかい》しても多くは再発します。僕の場合は、薬を飲むことで不安が麻痺するときもありましたが、子どもといるときの幸せも感じにくくなった気がします。そのことを痛切に感じ、学んだのが、僕がうつを患《わずら》っていた7年間でした。

うつの症状は心と体にあらわれます。

心の症状でいえば、気分が落ち込んだり、憂うつな気分になったり、集中力が続かなかったり、注意力が散漫になったり、何に対しても意欲がわかなかったり。体の症状でいえば、食欲が低下したり、逆に極端に食欲が増したり、眠れなくなったり、疲れやすくなったり、動くことが億劫《おっくう》になったり。

いずれの症状も短時間なら誰にでも起こることですが、うつになると、そういった症状が一日中、あるいは何日も続くことになります。そして、僕のように何年も抜け出せなくなってしまうこともあるのです。

うつ病の診断は医師によって分かれるところでもありますが、一般にこうした症状が2週間以上続いているかどうかが基準とされています。

ただし、仕事のある平日は症状が出るけれど、休みの週末などは症状がないという、いわゆる「新型うつ」も増えています。

それ以前に、**なんとなく疲れている、元気が出ない、けれど仕事や生活の手を止めるわけにはいかず走り続けている、という方も大勢います。**

現在、僕は産業医としてさまざまな方と接していますが、病院で診断されたかどうか、本人に自覚があるかどうかにかかわらず、ギブアップ寸前の内なる悲鳴が聞こえてくるように感じます。


その大きな原因といわれるのがストレスです。ところが、世の中には、同じストレスがかかっても、うつになる人とならない人がいます。

たとえば、長年勤めていた会社でリストラにあい、職を失ったとします。それを契機に、うつに足を踏み入れてしまう人と、そうでない人がいます。この違いはいったい何なのでしょうか?

この場合は、リストラにあったことで、次に希望が持てるか持てないか、次の目標が持てるか否かで道が分かれます。

つまり、物事をどうとらえるか、自分をどう見つめるか、そうした心のありかたによって、うつになるかどうかが決まるというわけです。リストラにあったことで、**「もう自分はダメだ、未来がない」と思えば、心身の状態はうつへと向かい**ます。

逆に、リストラにあったことを「転職のチャンスが来た」「新たな自分にチャレンジしてみよう」と思えれば、うつに陥ることはありません。

僕の場合はどうだったかというと、医師としての自分に自信が持てないから診察するときはいつもびくびく、将来に向けては不安だらけ。そんな心の状態がうつへの引き金になりました。

それなら、物事をネガティブにとらえがちな心を変えればいいじゃないか、ということになりますが、それがとても難しいのです。うつになりやすい人は、完璧主義だとか、断れない性格だとか、まじめなタイプだとか、人の目が気になるタイプだとかいわれますが、何年もかけてつくってきた**「自分」を変えるのは簡単ではありません**。それは、僕も身に染みてよくわかります。

といって、ストレスそのものを排除できるかというと、それも難しいものです。人間関係のストレスには相手がいるので自分だけで解決できませんし、リストラや身近に起きる不幸などは、自分ではどうすることもできません。

結局、その場の気持ちを抑えてくれる薬を頼りますが、原因を解決できていないので一向に治りません。それが僕の7年間でもありました。

そんな僕でしたが、うつからすっかり抜け出すことができました。

性格は変わりませんし、仕事も、生活環境も、人間関係も、まったく同じでしたが、変えたものが1つだけありました。

食事です。

詳しくはおいおい伝えますが、食べ物と食べ方を変えたところ、僕の場合は**2週間で明らかな変化**があらわれました。

まず、やせてきました。当時20代だったというのに、無駄なぜい肉が全身を覆って、動くのが億劫でした。それがスッキリし始めて、体が軽くなりました。

体調もよくなって、よく眠れるし、おかげで慢性的な疲れが消えました。

すると心までらくになってきて、心配や不安を感じることが減りました。

ついでにいうと、それまで心配や不安を紛らわせるために習慣になっていたお酒も、ほどよくコントロールできるようになりました。

こうなったとき、食事の改善に取り組むこと自体が楽しく感じられたのです。

そう、久しぶりに**「楽しい」という感覚が自分の中によみがえってきました**。

7年間うつのトンネルに閉じ込もっていた僕に、忘れていた光が見えたのです。

心と体は「食べたもの」でできている

うつからなかなか抜けられない僕を救ってくれたのが食事でした。

うつと食事。一見、関連があるように思えませんが、私たちの体は食べたものでつくられていて、食べることで生命活動を維持しています。心の動きや脳の活動も、もちろん食べることによって支えられています。考えてみると、**うつと食事に関連がないわけがない**のです。

そのきっかけを与えてくれたのが、アメリカの経営コンサルタントであるジエームス・スキナー氏の『成功の9ステップ』という成功哲学の本のなかで紹介されていた「ナチュラルハイジーン」という食事法です。そして、故・甲田光雄先生（元大阪大学医学部非常勤講師、甲田医院院長）が考案した「西式甲田療法」という健康法です。

この師ともいえるジェームス・スキナー氏と甲田先生の理論を参考に生まれたのが「宮島式食事法」です。ポイントは3つです。

①体に負担をかけない食事を心がける
②腸内環境を整える食事を心がける
③脳に栄養を与える食事を心がける

それぞれの詳細は後ほど紹介しますが、どれも体に毒を溜めない方法です。

まず、「体に負担をかけない食事」にすると体がらくになります。うつになると、何をやるのも億劫になりがちですが、**体がらくになると、ちょっとした動きや考えたりすることが面倒でなくなります。**

次に「腸内環境を整える」と、腸と関連性が深い脳の動きがよくなります。

心と体がスムーズに動かなくなるのは、ストレスによって脳の動きが悪くなるからです。その原因は、脳の活動を支える神経伝達物質が不足するからだといわれています。腸内環境がよくなると脳内の神経伝達物質の分泌がよくなり、脳の活動が活発になります。

そして、「脳に栄養を補給」することも必要です。私たちの脳は、ストレスを受けると脳の活動に必要な栄養素も不足しがちになるからです。

この3つのポイントを実践するのが宮島式食事法です。

自分のうつが治り、この食事法の恩恵を直に感じた僕は、徐々に患者さんたちにも提案するようになりました。また、SNSでも紹介しました。するとと、さまざまな方が試してくれて、この食事法を実践する人の輪が広がっていきました。

上司のパワハラ（パワーハラスメント）をきっかけに、うつに襲われてしまった20代の女性。まじめで頑張り屋さんだった彼女は、この食事を実践して、だるさがらくになったそうです。一方で「仕事を頑張るためには、食事もしっかり」という思い込みも外れて、食事も、仕事も、いい意味で「手を抜く」感覚がわかったのでしょう。そうなればもう、立ち直りに向かえます。

ほかにも典型的な「新型うつ」だった男性、「摂食障害」と診断された女性とその家族など、たくさんの方が宮島式食事法を採用してくれました。

みなさん、つらい症状が軽くなるのを感じながら、ある意味「常識やぶり」なこの食事法を採用することで、さまざまな「常識の鎖」が解けたようでした。それが自然体な生き方を取り戻すきっかけになり、心にも大きく影響しました。

3つのポイントはすべて「心がける」とあるように、完璧を求める必要はありません。**食事を変えることができている自分を確認できれば十分。**

誰にとっても、それが、メンタル不調から抜け出すスタートになるからです。

僕もすべてを最初から実践できたわけではありません。

心の不調は「生活習慣病」の一歩前

みなさんは意外に思われるかもしれませんが、医師は食事法に関してほとんど知りません。医師が学ぶのは処方する薬の知識で、それもどんな症状にどんな薬を処方するか、もっぱら「対症療法」についての知識が中心です。

病気になるにはそれなりの原因があります。その原因となるものは、その人の生活習慣であったり、ストレスが大半です。こうした根本原因に対処することなく、病気の根治や改善、予防は望めないといってもいいでしょう。

しかし、多くの医師は薬に関する知識しか持ち合わせていないため、生活習慣や食事の改善指導ができません。薬を出すしかないのです。僕も、そのひとりでした。

そんな僕が食事を見直すと、みるみる体が変わり始めました。

なんと2か月で20キロも減量。ダイエットが目的だったわけではありませんが、自分でも驚きました。あまりのやせ方に、周りからは「病気じゃないのか?」と心配されもしました。

でも、僕は平気でした。

なぜなら、**体の調子がどんどんよくなり、エネルギーが体に満ちてくることを実感できていた**からです。

そしてついに、うつを克服することができました。ジェームス・スキナー氏や甲田先生の食事法と出会って、僕はうつから抜けることができたのです。

いい換えれば、**食事が僕をうつから救ってくれた**ともいえます。

ジェームス・スキナー氏の本と出会ったのは、2006年10月のこと。

この年は、僕の転機となった年です。うつ病になってから7年近くが過ぎていました。

「生活習慣病」という言葉があります。この言葉のとおり、生活、つまり食習慣や働き方、休養の取り方などが発症や進行に大きく関係するといわれる病気です。がん、糖尿病、心疾患、高血圧性疾患、脳血管疾患といった体の病気が取り沙汰されますが、そこまでいく前に必ず心にサインが送られているはずです。「つらい」「苦しい」「もう限界」といった、メンタルの不調です。

今の僕から見れば、うつの症状も生活習慣病の一種です。厳密にいうと、体が生活習慣病になる手前の症状です。ということは、**生活習慣を見直せば、大きく改善が期待できる**のです。

生活習慣の中で、自分1人で最もコントロールしやすいものが食事です。

こうした考えは、医師が学ぶ教科書には書かれていません。前の項で「常識やぶり」と書いたのは、そのような意図からでした。

うつを克服した医師として断言します。

安心してください。うつの原因は、簡単に改善できるところにもあるのです。

三度の食事で心も体も「ヘトヘトに」

僕が最初に取り組んだのは、体に負担をかけない食事を心がけること。

始めてみると、**食べることは意外に体を疲れさせる**ことがわかりました。

こんなことをいうと、反論される方もいるかと思います。

「いや、逆でしょう？　食べることはエネルギーの補強。むしろ食べることで疲れは吹き飛ぶ」

確かにそうです。私たちの体は食べ物から栄養をとることで、活動エネルギーに換えているからです。

しかし、栄養を体に行き渡らせるには、消化吸収が必要です。その前段階として食べ物の分解も必要です。つまり、**食べることは、胃腸や肝臓など消化器**

官に負担をかける行為でもあるのです。

体は、胃腸や肝臓に頑張って働いてもらうために、大量の血液を送らなければなりません。

それと同時に、消化酵素など、大量の体内酵素も動員されます。酵素は、栄養の消化吸収、そして分解とすべてにわたって必要な体内物質だからです。消化吸収の担い手は、この酵素といってもいいと思います。

食べることは、消化器官からすれば一大イベントです。かなりの活動エネルギーを必要とします。

だから、食べているときより、食べた後のほうが疲れます。さらにいえば、いつも満腹に食べてしまうと、それだけ、胃腸や肝臓に負担をかけることになります。だから、もっともっと疲れます。

一説によれば、三度の食事は、フルマラソンに匹敵する消費カロリーともいわれます。毎日フルマラソンを走れば、それは疲れると思いませんか？

そこで僕が胃腸に負担をかけない食事として実践したのが、果物と生野菜中心の食生活でした。

ご存じの方も多いかもしれませんが、生の食べ物には酵素が含まれています。そのため、**生の食べ物を食べると酵素を補うことになり、胃腸は援軍を得て重労働から解放されます**。負担が軽くなるというわけです。

ですから、体があまり疲れなくなります。

疲れなくなると動くのが億劫でなくなります。体が身軽な感じです。体が疲れていないので、動作を起こすことが面倒でなくなります。ですから、人に何か頼まれても「いいですよ」と気軽に応えられてしまう。

そこまではなくとも、イライラすることが少なくなり、食後もスムーズに仕事に移れます。イライラが少なくなれば、人との衝突も減るでしょうし、人間関係にもよい影響が出てきます。

それが、**うつの原因となるストレスを減らすことにつながります**。

だるさの解消には「腹八分」

「果物と生野菜だけだとお腹が減って、むしろイライラしませんか？」

そんな疑問もあるかと思います。確かに、満腹感からかなり遠く、量的に不足感が強い場合、イライラするかもしれません。

しかし、胃腸にしてみれば大歓迎。フルマラソンを走る必要がないからです。ですから、「空腹だとイライラする」のは、胃腸というよりは脳の問題。脳が満足できないんですね。いつもと違うじゃないかと抗議しているわけです。

とはいえ、いきなり空腹に慣れろというのもきつい話だと思います。

そこで、僕から一つ提案です。心地よい空腹感に慣れるための始めの一歩として、**食べる量を「腹八分」で抑えてみませんか？**

昔から「腹八分は体によい」といわれていますが、インドの伝承医学アーユルヴェーダでも同じことがいわれているそうです。アーユルヴェーダでは「お腹に空き部屋を一つ残すように食べる」とよいとか。

感覚としては、これまで食べてきた量の3分の2、いや、半分でもいいくらいです。

「1日3食、バランスよく」「朝ごはんはしっかりと」「体の回復には十分な食事を」とたたきこまれて育つ現代人ですが、実はこの「食べ過ぎ」によってさまざまな弊害が起こっている、という研究も進んでいます。

腹八分がよいのは、ほどよい満腹感が得られるところです。胃腸に過度の負担をかけることもありません。食後の体のだるさから解放されていきます。腹八分を何度か実践していくうちに、胃腸の負担を軽くすることが、体の軽さにもつながることを感覚的に理解できるようになってくるはずです。

空腹の効用はほかにもあります。酵素が消化に使われない分、体の修復に回ってくれるのです。

最近では酵素がずいぶん注目されるようになりました。酵素入りの健康食品やドリンクも人気です。酵素がなぜ注目されるのかというと、生命を維持していく上で欠かせない働き手だからです。

たとえば、食べ物を消化するには、ジアスターゼなどの消化酵素が必要です。栄養の分解にも酵素が必要ですし、栄養を細胞に届ける、老廃物を排泄する、心臓を動かすのにも酵素が必要とされます。

つまり、酵素は、生命活動の全般にかかわる体の働き手なのです。

食べ過ぎないようにすることは、この酵素を温存することにつながります。消化に使われずに温存された酵素は、傷んだ器官や皮膚、神経、内臓などの修復に向かいます。つまり食べ過ぎを避け、酵素を温存することによって、健康を維持する力そのものが高まるわけです。

日ごろから小食を心がけている方たちに健康な方が多いのは、このためです。

食事を見直すまでの僕の食生活は、一般男性とほぼ変わらないものでした。好きな食べ物で満腹になるのが食事の最大の楽しみ。さらに僕はお酒も大好きでしたので、胃腸やすい臓、肝臓にかなりの負担を強いる毎日だったと思います。そうした**体への負担が、心も重くしていた可能性は否定できません**。当時はまったく無自覚に当たり前のように満腹生活を続けていました。それが知らず知らず、体と心に毒を溜め、うつの症状を悪化させていたのかもしれないのです。

ぜひ、今日から「腹八分」を心がけてみてください。

むしろ、心身がつらくて「食べたくない」という日がたまにあっても、**無理に食べようとしなくても大丈夫**だと、ご自身を安心させてあげてください。

「果物と生野菜」を食べる食事法

もう少し、酵素の話を続けましょう。

酵素は大きく分けて2種類あります。1つは、私たちの体が自ら作る体内酵素。そしてもう1つが、食べ物に含まれる食品酵素です。

体内酵素の問題は、生産量に限りがあるということです。体内酵素は使えば使うほど枯渇《こかつ》してしまう運命にあります。ある説によれば、酵素が体内で枯渇すると、人は寿命を迎えるというほど。それくらい酵素は重要なのです。

体内で生産される酵素に限りがあるならば、その不足分は食べ物に求めるしかありません。

酵素は熱に弱く、48度前後の加熱で死んでしまいます。酵素は物質ですから「死ぬ」という表現はあまり正しくありませんが、酵素が働かなくなります。

ですから、加熱した食品に酵素はありません。逆に、生の食品にはすべて酵素が含まれています。果物や生野菜に限らず、肉や魚、卵も、加熱されず生の状態であれば酵素は含まれています。

しかし、肉や魚のように高タンパク質、高脂肪の食べ物は、消化に時間を要します。肉や魚は、たとえ生で食べても体に負担をかけやすいのです。少し専門的にいえば、高タンパク質、高脂肪の食品は分子構造が複雑なために分解するのに多大な労力を必要とします。その労力とは酵素にほかなりません。

そのため、肉を、それも**加熱した焼き肉やステーキを大量に食べると、胃袋にまるで鉛が入ったような重さを感じる**のです。

肉好きなら、鉄板の上でジュウジュウ音を立てた厚切りステーキを食べると、心は満足、脳は快楽を覚えますが、お腹は大変です。大量の消化液とともに大量の酵素が動員され、体はへとへと。「もう動きたくない」「どこかで休もう」そんな経験をしたことがあるかと思います。

一方、果物や生野菜はどうでしょうか?

基本、果物は生で食べますから、酵素がたっぷり含まれています。野菜も生で食べれば酵素はたっぷり。しかも果物や野菜には、ビタミン類、ミネラル、糖質のほか、脂質、タンパク質、抗酸化成分であるポリフェノール類までバランスよく含まれているものが多くあります。

果物や生野菜は、実に体にやさしい**「栄養の宝庫」**といっても過言ではないでしょう。

加えて、果物や生野菜には水分も豊富に含まれています。果物や生野菜に含まれる水分は、体に吸収されやすいのが特徴。しかもその水分は酸化していないため、体にやさしい水分なのです。したがって、宮島式食事法では、果物や生野菜を中心とした食生活をすすめています。**果物、生野菜なら、いくら食べてもＯＫ。**好きなだけ食べてください。

かといって、ベジタリアン食を実践するときのように肉食や魚食を禁じているわけではありません。後で紹介するように、肉料理や魚料理も適量であれば大丈夫。ただし、赤身の肉をはじめとする過剰なタンパク質の摂取は、体調と相談しながら行うことをおすすめします。

僕は、とにかく野菜を生で食べました。というより、野菜は「生でかじる」感覚です。普通は加熱して調理するごぼうでも、生でガリガリ食べました。

そして果物もよく食べるようにしました。リンゴ、バナナ、オレンジ、キウイ、果物であればなんでもよいのです。とくに朝は数種類の果実を用意しておいて、お腹がすいたら食べるようにしていました。

我慢しない。これは、宮島式食事法の特徴でもあります。

食事の変化で「体が軽くなる、心がらくになる」

食生活を改めると、日ごとに体が軽くなっていく感じがします。そして、体調のよさ、変化がはっきりとあらわれてきます。

食事の見直しが、僕の体と心にどんな変化をもたらしたか、みなさんの参考にしていただければ幸いです。たとえば次のようなことです。

◎便通がよくなった

僕はそれまで毎朝便通があるタイプではありませんでしたが、毎朝、気持ちのよい便が出るようになりました。同時に、おしっこもよく出るようになったので、体の排泄力が明らかに改善していったように思います。

◎朝スッキリ起きられる

朝はスッキリと目覚めることができるようになりました。それまでの僕はぐっすり眠れずに、朝起きても疲れが抜けず体のだるさを感じていました。それが、朝の目覚めが爽快になったのです。そのため、朝は自然と散歩に出たり、体が活動しやすくなったりしました。

◎肌がツヤツヤしてきた

皮膚の状態もどんどんよくなりました。同僚から「やせたけど大丈夫か?」と心配されましたが、一方では「肌がツヤツヤしてる」と驚かれたのです。これは排泄力の改善によって、皮膚の新陳代謝がよくなったためでしょう。

◎多汗症が治まった

興味深いことに、汗もあまりかかなくなりました。これはアルコールをやめたことと関係していると思います。お酒をよく飲んでいるときは、よく汗もかいていました。体は汗をかくことで毒出しをしようとしていたのだと思います。それがアルコールをやめて、食事を変えたところ、汗をあまりかかなくなったのです。体がアルコールの毒を排出する必要がなくなってきたからです。このように体質面でも変化が感じられるようになりました。

体の変化にともない、全身にエネルギーが満ちてくることが実感できました。この感覚を一言でいえば、**体と心が冴えてくる感じ**です。

空腹でイライラすることもありませんでした。どうしてもお腹が減ったときはバナナなどの果物を食べればいいし、間食として生のナッツを食べてもいいのです。

だから、我慢を続ける苦しさはどこにもありませんでした。むしろ、体も心も、ちょっと空腹なくらいが調子がよい、そのことに気づきました。**小食に慣れ、心身が冴えてくると集中力も増してくるから**です。

食事を通して「心の変化」があった人たち

食事の主役を生の野菜、果物に切り替える。

体に負担をかけず、腸を整え、脳に影響を与えていく。

こうした食生活によって、気になる症状が自然とやわらぎ、ある時期を境にピタッと止まるようになります。


どんなことでもいいのです。うつ症状でも、体の変化でも、仕事や生活のパフォーマンスでも、考え方や物事のとらえ方でも、「あ、変わったかも」と何か自分の中で気づきを得ることができたら、しめたもの。僕自身もそうでしたが、こうした気づきが得られることで**メンタルの不調は一気に快方へと向かうケースが多い**のです。体と心は相互に影響し合う密接な関係であるため、体調が上向くことで心が快方に向かうきっかけとなります。
大切なことは、きっかけを得ることです。
ここでは、何人かの方の例を通して、そのことを見ていきましょう。

◎水をたっぷり飲んで毒出し。薬を減らせた（40代 男性）

僕が以前勤めていたクリニックに来院されたときは、重症のうつに悩まされ、薬は5〜6種、毎日30粒くらい飲んでいました。今でもよく覚えているのですが、初めて来院されたときは、とても眠そうな感じでした。

その方は元々ミュージシャンだったのですが、介護関係の仕事に転職。介護の現場に音楽を活かしたいと望んでいました。しかし、現実はままなりません。音楽を活かす希望は受け入れられず、ただただ仕事に追われる毎日。しだいに自分の中に怒りが湧いてきました。

「どうして、音楽を活かさせてくれないのか。その約束だったじゃないか」

しかし、まじめで実直、おとなしい性格のため、怒りを外に出すことができません。そうして怒りは自分に向かい始めます。やがて自傷するようになり、うつが彼を襲うようになりました。

その男性に対して、僕は「もっと生き方をらくにしませんか?」と提案しました。その上で、この食事法を紹介しました。

そして、毎日30錠くらい飲んでいた薬に対しても、**「気持ちがらくになったら、1粒ずつ減らしていきませんか。その分、水を多く飲むように心がけてください」**と提案してみました。

この男性は、その後うつの症状が改善し、薬から離脱することができました。介護の仕事を辞め、NPO法人を立ち上げ、小さい子どもたちの保育施設に音楽を楽しむスタジオを併設する活動を展開しています。

◎〝食事〟に集中して、パニック障害を改善(30代 女性)

突然胸がドキドキして、胸が締め付けられ、息ができなくなり、このまま自分は死んでしまうのではないか、というようなパニック状態に陥るのが「パニック障害」です。

クリニックに来院されたある女性は、長くパニック障害に悩んでいました。話を聞くと、いつパニックに襲われるかわからない、また倒れたらどうしよう、倒れたら逃げ場がない、「だからいつも不安なんです」と怯《おび》えを抱えていました。そのため、いつも母親と一緒に来院していました。

僕はその女性とお母さんに対して、こう提案してみました。

「倒れたときは倒れたときでそのとき考えませんか？ 今はそれより、主食を玄米に替えてみてはどうですか？」

僕の提案を聞いて「なんと無責任な発言」と憤慨《ふんがい》される方がいるかもしれません。でも実は、パニック障害の場合、「治さなきゃ」「迷惑かけちゃいけない」という強い思いが、不安解消を妨げる一つの壁となります。

そこでカギとなるのは、**「症状を治さなくてはいけない」という思いを手放す**ことです。ある意味、開き直りです。無理に治そう、治そうともがかないこと。僕は、いうなれば「治そうとしない」お手伝いをしたわけです。

また、低血糖症による脳の栄養不足が不安を増強する要因の一つになります。低血糖症とは120ページから触れますが、血糖値の大きな変動によって動悸《どうき》が激しくなったり、クラクラしたり、不安感にさいなまれたりすることです。

玄米をすすめたのは、低血糖症を緩和する食べ物とされているからです。**食事の改善に目を向ける**ことで、「症状を抑えなければいけない」という執着を手放しながら、体の状態も改善していく、という作戦でした。

◎食事と心の両面作戦で潰瘍性大腸炎の症状が緩和（40代 男性）

その方は、僕が以前院長として勤めていたクリニックに潰瘍性大腸炎《かいようせいだいちょうえん》の治療のため来院されました。「精神科医が、なんで内科の治療を?」と思われるかもしれませんが、そのクリニックは免疫療法を主軸とした代替療法で治療を行っていましたので、僕もさまざまな患者さんを診ることになったのです。

潰瘍性大腸炎は、「免疫の暴走」と呼ばれる自己免疫疾患の一つとされています。症状としては、大腸の粘膜に連続的に炎症が起き、粘膜がただれたり、潰瘍が発生したりします。

この男性はとてもまじめで、仕事が休めないタイプ。体を酷使するまで働くため、心身に多大なストレスがかかっていました。それにもかかわらず、「体を治して働く」とおっしゃっていました。

妻のため、家族のため、会社のため、理由はいろいろでしょうが、自分を犠牲にすることで義務をはたそうとしていたのです。義務感というのは、裏を返せば我慢をするということです。当然、我慢を重ねれば、ストレスがかかります。そのストレスがやがてメンタルの不調となり、体にあらわれます。

僕はその男性には、消化の負担を減らすために小食をすすめました。**まず体をらくにして**、そして「もしなんでもできるとしたら、あなたは何がしたいですか?」と問いかけるようにもしました。

体と心の両方からのアプローチです。そうして、その男性はストレスが軽減するとともに、潰瘍性大腸炎も徐々に快方へ向かいました。

食生活の見直しは「心が回復する」きっかけ

僕がうつから抜けることができたとき、うつ病になってから、7年近く経過していました。

その間、ずっと抗うつ薬を飲み続けましたが、薬では僕のうつも患者さんのうつも治せませんでした。それが食事を見直すことで、うつから抜け出すことができたのです。

うつから抜け出るきっかけを与えてくれたのは、明らかに食事でした。食事の内容を変えると、体が変化してきます。同時に、それまでの食事が変わることで、食べ物に対する見方、食事に対する考え方も変わってきます。

こうした「見方の変更」「考え方の変更」が、うつから抜ける手助けをしてくれます。それまで自分を苦しめていた考え方から解放されると心がらくになってきます。心に新たな感度（アンテナ）が立ってきます。

そのアンテナは、「幸せな自分」と出会わせる羅針盤《らしんばん》となってくれます。

そのためにも、最初はできる範囲、無理をしない範囲で「宮島式食事法」を実践してみることをおすすめします。

ただし、この食事法でなければ、うつは治らないとか、この食事法でなければいけない、と受け取らないでください。

宮島式は、現代栄養学とは考え方や方法も大きな隔たりがあるところもあります。僕は「常識とされている現代栄養学が正しいとは限らない」という提案も含めて、この食事法を患者さんたちに話しています。もし、この食事法を続けて、体と心にさらなる不調を感じたりした場合は、体調と相談して無理をしないようにしてください。あくまでも**無理をしないのが、宮島式です。**

また、現在、薬を服用されている方は、いきなり薬を止めるのではなく体調と相談しながら、宮島式に取り組むようにしましょう。心配、不安を手放し、安心、喜びの中で、病気が治るまでの短期決戦ではなく、一生続けられる健康な生活を送りましょう。

ちなみに、現在の僕の食生活はというと、うつだった頃ほどではないにしろ、宴会ではお酒も飲みますし、肉も食べます。パートナーが作ってくれる料理に感謝して、おいしくいただいています。

その意味では、宮島式を厳格に守っているわけではないのですが、ただ一つ「小食を心がける」こと、これは継続するようにしています。2章にまとめているように、「体の排出力を高める」食事法は、心身の健康を維持する上で有益であることを実感しているからです。

体に毒が溜まれば、心にも毒が溜まっていきます。

体の毒とは、腸内に残る便（宿便）や、血管にへばりついた脂肪、食品添加物の体内残留、また、薬の長期服用によって溜まる毒もあります。

食事の見直しは、こうした毒を排出する速攻的な手段となります。

僕が体験したように、体は正直に応えてくれます。**毒が抜けていくと、体は日一日と変化し、その変化が心にも作用していきます。**

「ねばならない」ではなく、「これならできる」を継続していくと、体は正直に応えてくれます。そして、たとえ小さくても変化を楽しみ、そこに気づいてあげると、体はもっと喜んでくれます。

そのことで自分をいたわる心も芽生えてきます。

このとき、食事は自分を癒やし、自分を好きになる道しるべとなります。

みなさんも食事を見直して、心と体のよい関係を築いてみませんか？

第2章

心と体に「毒」を溜めない食べ方

「食事サイクル」を意識して毒を溜めない

宮島式食事法の一つ目のポイントは、体に負担をかけない食事を心がけることです。1章では、体に負担をかけないために小食のすすめと果物と生野菜中心の食生活について話しましたが、もう一つ大切なことがあります。それは、食べる時間です。宮島式では24時間サイクルで食事を考え、1日を3つのサイクルに分けています。

①1番目のサイクルは午前4時から正午まで。

この時間帯は「体が主に排泄《はいせつ》する作業」の時間帯としてとらえます。

②2番目のサイクルは正午から午後8時まで。

この時間帯は「摂取の時間」で、「体が主に必要とする食べ物と栄養を取り入れること」に集中しています。

③３番目のサイクルは午後8時から午前4時まで。

この時間帯は、「体が日中に摂取した食べ物から栄養を吸収し、それを活用する」、つまり吸収のサイクルです。

このサイクルは、排泄と深い関係を持っています。

私たちは「体を健康にしよう」と思うとき、とかく「何を食べるか」に関心が向かいます。インプットを重視しがちです。

しかし、体は栄養吸収と同時に、いや、むしろそれ以上に排泄を求めています。便や尿はもとより、体にとって不要になった老廃物を排出したい、それが体の偽らざる欲求なのです。

排出、排泄がうまくいかなくなると、老廃物は体に溜まります。早い話、これが「体の毒」です。毒はどこに溜まりやすいかといえば、「体の管」に溜まりやすいと、インドの伝承医学アーユルヴェーダは教えています。

たとえば、動物性脂肪をとり過ぎればコレステロールとして血管に溜まり、過酸化脂質に変わります。悪玉脂肪です。

便が腸に溜まれば、それはやがて宿便と呼ばれるものになり、未分解の栄養（とくにタンパク質）はメタンガスなど毒素を発するようになって、「おなら」がたくさん出るようになります。

また、溜まった毒素が粘膜質の腸管を荒らして、腸壁がただれ、栄養吸収がうまくいかなくなるばかりか、そこがポリープや腫瘍の温床となることもあります。

最近の研究では、腸が荒れると脳の神経系にも悪影響が出て、自律神経が乱れ、ホルモンのバランスを崩し、心まで乱れることがわかってきました。3章で詳しく話しますが、これがメンタル不調の原因の一つとも考えられています。

「食べる時間」と「何を食べるか」

では具体的に、3つのサイクルで何を食べるか。

宮島式食事法では午前中は排出の時間です。前日食べたものを朝スッキリと排泄することが一日をリズムよく過ごすカギとなります。

僕の場合、**朝は果物だけを食べる**ことにしました。

毎朝、果実を3～4種類用意して、ほかの食べ物は食べないことにしたのです。用意する果実の種類や量は適当で、たくさん食べることもあれば、バナナだけという日もありました。

どんな時間に何を食べるかさえ守れば、量は好きなだけ食べていいのが宮島式。「お腹が減ったら、好きな果物を食べよう」そう思うと心に余裕が出てきます。

果物を切らしたときなどは、「今日は水だけで過ごしてみようか」と、さらに心に余裕が生まれて、朝から仕事に集中することができるようになりました。ちなみに、水に関しては、果物の摂取とは関係なく午前中はしっかり飲むようにしました（その理由については後で詳しく述べることにします）。

朝食をなぜ果物だけにするとよいのか、もう少し説明しましょう。

人間の生理サイクルを考えたとき、午前中にしっかり便を出すことは、とても重要なことです。体は朝目覚めると、まず便や尿、**体の老廃物といった「毒素」を体外へ出そうとします**。それが体の自然な生理リズムだからです。

たとえば、朝起きると痰を出したくなったりします。これも一種の毒素の排出行為であり、体は、こうした排出、排泄行為を通じて自律神経の切り替え

（リラックス系の副交感神経から活動系の交感神経への切り替え）をスムーズに行おうとします。

朝、スッキリ排便できると気持ちもスッキリ。一日をアクティブに過ごそう、仕事も頑張ろう、そんな気持ちが自然とわきあがってくるのは、排便によって自律神経の切り替えがうまく行われた証拠ともいえます。

逆に排便を含め毒素の排出がうまくいかないと、交感神経への切り替えができず、そのため、なんとなく調子が出ない、体が重い、気分が乗らない、そんなモヤモヤを引きずりがちです。

朝は腸の排便運動を妨げない食品をとることがポイントになります。

その点、果物は理想的な食べ物です。

なぜなら、果物には、酵素が豊富なため、消化に負担をかけず（消化を助けるといってもいいでしょう）、その結果、腸の排便リズム、排便機能が邪魔されないのです。体の自然な生理サイクルを狂わすことがありません。

さらに、栄養学的にいえば、果物には脳の栄養となる糖分（果糖）が含まれているため、意識が目覚めてきます。また、ビタミンやミネラルも含まれているため、体をシャキッと目覚めさせるのにも最適。水分も豊富で、細胞が潤ってきます。

さらにいえば、**果物は果物だけでとるほうが胃腸を助けます**。

なぜかといえば、果物と他の食べ物、たとえばごはんやパン、肉などを一緒に食べると、でんぷんやタンパク質の消化に時間を要し、その間、果物は消化を待たなくてはならないからです。このとき果物は腐り始めてしまいます。

体は、食べ物に含まれる栄養素をすべて吸収できるわけではありません。果物にはさまざまな栄養素が含まれていますが、胃の中で発酵してしまうと栄養分が損なわれます。発酵するとガスが出る原因にもなります。

「午後8時」以降の食事は自律神経を乱す

では、昼と夜はどうするか?

僕の場合、昼食は野菜が中心でした。野菜は水分の含有量が多く、体が必要としている栄養素をたくさん含んでいます。食物繊維が豊富な点もありがたいですね。

具体的には、作りたてのフレッシュな野菜ジュースを飲むか、あるいはサラダなど、お好みに合わせて野菜を生で摂取します。さらに、野菜と一緒に一つだけ炭水化物やタンパク質をとります。食べるとしたら、玄米がおすすめです。

僕は職場で、保存容器に入れて持参した玄米ごはんと果物、野菜を食べました。果物と野菜は近くのコンビニエンスストアで購入することが多かったです。

具体的に食べた食品は、果物は、リンゴ、柿、バナナなど。

野菜は、きゅうり、ピーマン、ブロッコリー、キャベツ、レタス、トマト、にんじんなどです。ピーマンでもブロッコリーでも、生でかじって食べました。風味が欲しい場合は、塩をちょっと振るか、オリーブオイルに塩を混ぜて、それをドレッシングにするとおいしくいただけます。

果物、野菜を最初に食べて、その後、玄米を食べました。

夕食は基本、昼食と同じです。果物、野菜を最初に食べて、玄米でお腹を満たす。こんな感じでした。

夕食で大切なことは、夜遅くに食事をとらないことです。午後8時以降は、基本食べないことにする。それくらいが身体的にはちょうどいいのです。

なぜかといえば、夜遅い食事は自然な生理サイクルを乱すからです。

午後8時から午前4時までの時間帯は、栄養を吸収して体を補修する時間です。自律神経でいえば、体は副交感神経が優位になっている時間帯。体はリラックスを求めています。

免疫も夜に働くといわれます。目の疲れや肌荒れ、筋肉のこわばり、こうした身体組織の修復は、副交感神経が優位な夜に積極的に行われるように体はできています。

午後8時以降、何も食べないと「お腹が減って眠れない」という方もいるかと思います。そういう場合は、寝る20分以上前に果物を食べるようにしましょう。イライラした気持ちが治まります。

宮島式食事法では間食もＯＫです。果物や野菜中心の食生活では、午後3時くらいにお腹が減るのは自然です。そんなときは無理せず、バナナなどの果物を食べたり、お好みのスムージーを作って飲んだりするとお腹が落ち着きます。

サラダ、ナッツ類なども間食としておすすめです。ナッツを食べるときは、無塩のものを選ぶようにすると、体への負担が少なく、ダイエット効果も高まります。

間食にポテトチップスなど、いわゆるスナック菓子やプリンを食べている方も多いのではないでしょうか？

僕の場合、食事を見直すまでは、缶コーヒーやジュースなど砂糖を大量に含んだ飲料をよく飲んでいました。とても「体にいいもの」をとっていたとはいえませんね。

「体を傷つける」７つのものに注意

体に負担をかけないためには、当たり前ですが「体を傷つけるもの」もよくありません。具体的には以下のようなものです。

・タバコ
・アルコール
・コーヒー、紅茶などのカフェイン飲料
・薬
・過剰なタンパク質、赤身の肉類
・過剰な塩分
・加工食品と砂糖

中でも気をつけたいのはタバコです。タバコにはニコチンやタール、ベンゼンなど300もの毒物が含まれています。喫煙はこうした毒物を体内に入れるに等しい行為で、自分の体を毒にさらしているようなものです。

「タバコがやめられない」という方は多いと思います。僕も昔はよくタバコを吸いましたので、その気持ちはよくわかります。

また、コーヒー、紅茶をやめられないという方も多いことでしょう。

しかし、体を傷めては健康が維持できないのは自明の理。先にあげた品の中で、すべてはやめられないけれど、これはやめてみようかな、と心が動くものがあれば、思い切って挑戦してみましょう。

2週間頑張ってみれば、体調に素晴らしい変化があらわれるようになります。体調の変化は、やがて心にも変化を呼び起こすことになります。続けてみれば、2週間はあっという間です。そのとき、あなたの体は毒を出すことに成功し、心にもよい影響が出ているはずです。

「バランスよく」食べなくてもいい

食べ方の工夫についても触れておくことにしましょう。

宮島式では、**パンやごはんなどのでんぷん食品と、肉などのタンパク質を一緒にとらない**ようにします。

理由は、たとえば、ごはんを食べて、それから肉を食べると、体内（胃腸）で酸性とアルカリ性の消化液を混同させることになるからです。この混同の結果、胃腸内は中性になり、消化のために負担がかかることになります。焼き肉でごはんを食べることが大好きな方には、ちょっとショックかもしれませんね。

私たちは「食事はバランスよく食べなさい」「たくさんのおかずをとりなさい」と教えられてきました。

しかし、たくさんの食べ物を組み合わせるから胃腸は疲れるのです。ちなみに、野生の動物は、食べ物を組み合わせて食べることはしません。

そんなことをいうと、「単品ばかり食べていられるか」とサジを投げたくなるものです。では、食事で複数の食品を食べるとき、解決策としてはどんな食べ方がよいのでしょう。

それには、野菜を食べてから、パン、ごはん、パスタ、ポテトなど、炭水化物を1種類だけ食べます。あるいは、野菜サンドイッチでもいいし、野菜スープまたは野菜シチューとライス、あるいは野菜カレーを食べる方法もありです。

僕は玄米が大好きなので、**1日の目標として、果物は4種類、野菜を含めて9種類の植物性食品をとる**ようにして、玄米と組み合わせて食べました。

溜まった毒を出す「空腹の時間」

短期間で体から毒を出すには、**断食**という方法もあります。

「それこそ無理、無理」と思われるかもしれませんが、断食はとてもシンプル。面倒なことは一切ありません。また、お金がかからないため経済的です。しかも、断食は、フランスでは「メスの要らない外科手術」といわれるくらい、体の調子を整えてくれます。

本来、断食とは、少なくとも3日以上食事をとらない「本断食」をいいますが、僕がおすすめするのは、もっと簡単な断食法。俗に「半断食」と呼ばれる短い時間の断食です。3日間まるまる食べない本断食はやはり専門の施設で行うか、専門家の指導のもと行うほうが安全ですが、半断食なら家庭で自分ひとりで行うことができます。

半断食は18時間以上食べない時間をつくる断食です。

半断食は、断食を初めて体験される方にはとてもよい入り口になると思います。入り口になるだけでなく、半断食をたとえば2週間に1回、月に1度でも定期的に行うようになれば、それだけ健康効果、毒出し効果は高まってきます。

「毒出し半断食」のやり方

それでは、簡単に半断食の説明をしましょう。

半断食とは、その名の通り、半日食事をしない断食法です。

具体的に食事をしない時間は18時間ほど。なぜ18時間食事をしないかというと、**私たちの体は摂取した食べ物を消化、吸収してから排泄するまで約18時間かかる**からです。前日の午後6時に食事をしたとして、その食事が便として排泄されるのは翌日の正午です。

半断食はこの生理サイクルを滞《とどこ》りなく進めるプログラムなのです。

もっとわかりやすくいえば、一度食事をしたら、後は胃腸を邪魔せず胃腸の働きに任せて、しっかりウンチを出してもらう、そのためのプログラムといっていいでしょう。

断食の18時間を設けるためには朝食を抜くのが最も簡単で、オーソドックスな方法です。

たとえば、翌日の正午に食事をするとしたら、そこから逆算して食事を抜き、その日の午後6時以降は食事をとらないようにします。食事を抜くといっても、まったく何もとらないわけではありません。**水はたっぷり飲んでください。**水の代わりにお湯を飲んでもかまいません。

水をしっかりとることは、細胞の代謝力を落とすことなく、排泄効率を高める一つのテクニックになります。

「お湯がいいなら、お茶は？　ジュースは？」と抜け道を探したくなるものですが、半断食中、栄養のあるものはたとえドリンクであっても避けるようにします。

理由は簡単です。断食中に栄養を補給してしまえば、その分、胃腸は働かざるを得なくなるからです。その結果、せっかく断食しているにもかかわらず、消化から排泄に至る連続的な流れが乱れてしまいます。

断食中は、お腹が空いたら「毒出し、毒出し」と心に念じ、水をゴクゴク、お湯でホッと一息つくようにしましょう。

余談になるかもしれませんが、断食中にお湯を飲むと、まるで胃腸が温泉にでもつかっているかのような休息感を得ることができます。半断食に慣れてくると、この感覚が少し「病みつき」になるほどです。

夕食が遅くなりがちな人は、午後8時以降は食べずに、朝食を抜くことから始めてはいかがでしょうか。空腹の時間はやや短くなりますが、無理をしない範囲で行うのが基本です。

うつ症状があるときは、心身がリラックスできていません。何もできずにぼーっとしているときでも、実は顕在意識、潜在意識でも自分を責めています。

顕在意識とは、通常私たちが「意識できる意識」のことで、思考や感情などがこれに当たります。私たちは何気なく一日を過ごしていても、実に6万回も思考をしているといわれるほど、意識は脳と心を駆け巡っています。大変な忙しさです。

メンタルに負荷がかかると、さらに心の中が忙しくなります。自分を「ダメだ、ダメだ」と苛《さいな》んだり、将来への不安が頭から離れなかったり、ネガティブな感情と思考が終始続いていきます。そのため、ストレスがあるときは、なかなか眠れないのです。思考が止まらないからです。また、短時間で目が覚めてしまいます。僕がそうでした。

そうなると負の連鎖で、心も体もどんどん疲弊《ひへい》して、さらにやる気、自信といったものがすり減ってきます。人と会うのが億劫になったり、怖くなったりもします。仕事の疲れも取れません。

断食は、こうした負の連鎖を断ち切る機会になります。

その一番の理由は、胃腸を休めることによる心身への効用です。消化のプロセスは、運動や仕事で体を動かすよりも多くのエネルギーを消費しています。私たち現代人は、この感覚が麻痺《まひ》しがちです。本当は疲れているのに、食べてしまう。胃袋は「休ませて」といっているのに、食べてしまう。これは、日常的なストレスにより、身体感覚が少し麻痺した状態といえるでしょう。

半断食は、**この流れを絶ちます。18時間、食を控えることにより、消化のプロセスを助け、その分、たくさんの体内酵素が体の修復に向かいます。**また、断食中、水をたっぷり飲むようにすれば、細胞の毒である老廃物が尿や汗として排出されるようになります。

メンタルが弱っているときは「水不足」？

体から毒を出すために、なぜ水をたっぷり飲むことが重要なのか。

私たちの体の70％近くは水でできているからです。そのため体内の水が不足してくると、さまざまな症状があらわれます。

まず、血液がベタベタと粘り気の強い状態になるため、血液循環が悪くなり、全身の機能低下を招きます。たとえば、便秘や頭痛も水分不足が起こす症状の一つです。

また、水は細胞の代謝活動全般にかかわりますから、体内の水分が不足すると、細胞への栄養の補給、老廃物の排出など、代謝活動のすべてが滞りがちになります。さらに、細胞の炎症の原因にもなります。

「なんとなく体がだるい」「調子が出ない」「肌がカサカサする」。こうした不《ふ》定愁訴《ていしゅうそ》は、実は体内の水分不足からくることが少なくありません。

世界には水を治療の一環としてすすめる医師もいて、イラン人医師バトマンゲリジ氏は、ありとあらゆる病気の患者に水を飲ませて治療したそうです。バトマンゲリジ氏の報告によれば、水を飲むことでよくなった病気は、**アレルギー、高血圧、倦怠感、消化性潰瘍、腰痛、皮膚のシワ、セルライト（下半身にできる脂肪の塊）、さらに不安、うつ**があります。

そこで、僕も患者さんへの治療の一環として、水をすすめました。その経験からいいますと、一定以上の水を飲むと、体のふらつき、痛み、アレルギーなどの症状がやわらいできます。頭痛や肩こりなどの不定愁訴も、やはり水分の不足が関係している場合が少なくないと感じました。

一般的に現代人の多くは、水分の摂取が不足し、慢性的に脱水状態の人が多いように思います。そう指摘すると、「そんなことはない、私は水代わりにスポーツドリンクや栄養ドリンクをたくさん飲んでいる」と反論される方がいますが、スポーツドリンクや栄養ドリンクは水ではありません。中には砂糖がたっぷり含まれています。

そのため、大量に飲むと、むしろ血液がベタベタして、細胞の代謝活動を損ない、体の不調を呼んでしまいます。

僕も、水をたくさん飲みました。**最低でも1日2リットル以上は飲むようにし、一時期は1日5リットル以上**を飲みました。水をしっかり飲むと排便がスムーズになりますし、尿もたくさん出て、「老廃物がしっかり排出されている」という実感が出てきます。体のだるさも取れてきます。

ちなみに、私たちが1日に体外に出す水の量は2～2・5リットルといわれています。その内訳は、尿として1～1・5リットル、汗として0・6リットル、呼気として0・3リットル、便として0・1リットル。
毎日これだけの水を体外に出すのですから、水分不足を防ぐには、毎日たっぷり水を飲んでほしいと思います。


では、1日にどれくらいの量の水を飲めばよいのでしょうか？

一般的に、**体重の30分の1の量が必要**とされています。したがって、体重が45キロの人は毎日1・5リットル、体重60キロの人なら2リットルは必要ということになります。


どうでしょう？　みなさん毎日必要量の水を飲んでいますか？　おそらくほとんどの方が「いやいや、そんなに飲んでいません」と答えると思います。多くの人が、気づかずに脱水症状に陥っている可能性があるのです。

「毎日たくさん水を飲んでくださいね」とお願いすると、多くの人が「どんな水を飲んだらいいんですか？」と尋ねます。

理想的な水とは、いわゆる「生水」です。ここでいう「生水」は、地下から湧き出た天然のままの水のこと。しかし、近年、井戸水はほとんど見かけることはありませんし、現代において「生水」をたっぷり飲むことは至難の業です。水道水をごくごく飲むのも悪くはないのですが、水道水には塩素が含まれているので、「水は買って飲む」という方も少なくないでしょう。ミネラルウォーターを常用されている方は多いと思います。

最近では活性水素水や硬質のミネラルウォーターも人気のようです。みなさんがお好みの水を飲まれるとよいでしょう。

それだと費用がかさむという場合は、**水道水を浄水器で濾過《ろか》して飲むのが、お手軽で無難。費用的にも安上がり**です。

いずれにしても、大切なことは毎日しっかり水分を補給すること。細胞をみずみずしく保つことが、体と心の毒出しには必須です。僕は水をたくさん飲んで、体を潤し、浄化するのが好きでした。みなさんも、ぜひ試してみては？

毒出し食生活は「玄米菜食」を基本に

ここまで書いてきた食事や断食は、すべて僕が体験したものです。こうした食生活を続けることで、僕はつらい日々から抜け出すことができました。

実践した食事のなかで深い認識として心に焼きついたのが、小食の大切さ、生食《せいしょく》の大切さ。要するに体に負担をかけない食事です。

毒出し食生活を簡単にいうと、玄米菜食になります。

これなら摂取カロリーを気にする必要もありません。生の植物性食品が中心で、小食を旨とするため、カロリーオーバーになりようがないからです。僕自身、体重が20キロ落ちたので、ダイエットにもおすすめの食事法といえます。

では、具体的にどのような食生活にすればいいのでしょうか？

お話ししたように、果物と野菜を中心に、イモ類、豆類、海藻などの植物性食品を食べます。

一般的にいわれることでもあり、僕も体験し、実感していますが、果物や野菜など植物性食品中心の食生活にして、動物性食品の摂取を減らすと、心が穏やかになり、安定してきます。

イライラしなくなるのです。

僕は高校、大学とラグビーをやっていましたので、試合前には「よし、今日はトンカツを食べて、明日は闘おう」と気持ちを盛り上げることがありました。

肉食は、心に興奮をもたらします。しかし、その一方で、どこか心が落ち着かなくなる、そんな作用もあったように思います。あくまで実感としてですが。

うつは、沈んだ心、気分の落ち込みが症状としてあらわれますが、自律神経のほうは交感神経が過緊張状態。とくに初期のころはそうで、自分を責める、将来が不安になる、つまり自分に安心感を与えない思考がグルグルと空回りしています。

そのため、体も心も休まりません。ですから、**うつ症状が強いとき肉食はかえって逆効果になる恐れがあります。**

このことからも、うつ改善のためには、植物性食品中心の食生活が適しているといえます。

当時の僕は肉や魚を食べないようにしましたが、みなさんは真似する必要はありません。肉や魚を我慢するより、自分に正直になったほうが、心にはいいのです。「ねばならない」を義務とすると、心が苦しくなってしまいます。

主食は玄米です。米は胚芽《はいが》やぬかの部分に栄養素が豊富です。その大切な栄養素を残しているのが玄米です。

そのため玄米を主食にすると、他の栄養素をあまり気にする必要がなくなります。**玄米には健康維持に必要な栄養素のほとんどすべてが含まれているため、**おかずを気にする煩わしさから解放してくれる長所もあります。

しかも、玄米は嚙むほどにおいしさを実感できます。よく嚙んで食べると満腹中枢が刺激されて、小食でも十分な満腹感が得られやすくなるというメリットもあります。

繰り返しになりますが、食べる量が少なくなれば、それだけ体への負担は減ります。

とはいえ、どうしても玄米が苦手という場合は、三分づき、五分づきにしてもよいですし、胚芽米や、胚芽米に白米を混ぜる方法もあります。ちなみに、発芽玄米は玄米よりも栄養があります。

僕の「1日の食事メニュー」

玄米菜食の1日のメニュー例をまとめると、こんな感じになります。

■朝は野菜をジュースにして飲みます。

野菜ジュースに、オレンジやリンゴなどの果物を混ぜて、ミックスジュースにするとおいしさが増します。

あるいは、野菜ジュース、果物のジュースと豆乳を混ぜて、豆乳野菜ジュースや豆乳野菜果物ジュースにする方法もあります。豆乳を加えると腹持ちがよくなるのと、大豆に含まれるイソフラボンがホルモンのバランスを整えます。

もちろん、僕が実践したように果実を3～4種類そのまま食べるのもおすすめです。

■昼食と夕食は、生野菜などの植物性食品を中心にします。

物足りなさを補うために、炊いた玄米を追加します。基本的な考え方としては、副菜を主食にして、主食を副菜にするイメージです。普段は副菜の生野菜のサラダなどを好きなだけ食べて、ごはんは少なめにする食事になります。

とりわけでんぷんを含まない野菜（イモ類、コーン、ニンジン、カボチャ、レンコン、グリーンピース、ビーツ以外の野菜）は好きなだけ食べてください。

1日の野菜の摂取目標量は、生野菜で450グラム、温野菜で450グラム、合計900グラムです。

僕の場合、前述したように、昼はコンビニエンスストアで生野菜のサラダなどを買って、保存容器に入れた玄米と合わせました。

サラダで満足感を得るのに便利なのがアボカド。サラダとアボカドを合わせると、きわめてヘルシーなランチメニューになります。同様に、サラダにナッツや種子類を合わせてとるのもおすすめです。

また、アボカドや豆類（豆腐、納豆も含む）は、穀類やイモ類と合わせても消化の妨げにならないので、一緒に食べても大丈夫です。

和食の好きな方なら、ひじきの煮物、きんぴらごぼう、切り干し大根の煮付けなど、野菜や海藻を加熱した料理が欲しくなると思います。

もちろん、火を通した野菜料理を食べていただいてかまいませんが、なるべく生の食べ物を中心にした食事構成にしてみましょう。なお、果物は加熱すると、糖が酸に変わってしまうため、生で食べるのが鉄則です。

「小食」が心の満足感をもたらす

僕は、自分がお猿さんになったつもりで、生の野菜や果物を食べました。ここまでモチベーションが維持できたのは、「病院の精神科医であることがイヤでイヤで、辞めたくてしようがない」という理由があったからです。

ところが、この**食生活を継続していくと、楽しくなってきます**。僕の場合、体がどんどんやせていきましたから、その変化に胸躍らせました。

また、小食を実践するなかで、格好よくいえば、「足るを知った」ように思います。僕が尊敬する遺伝子学者の村上和雄先生（筑波大学名誉教授）は、著書の中で「小欲《しょうよく》知足《ちそく》」の食事が遺伝子のスイッチをオンにすると述べています。

遺伝子がオンになるということは、細胞がイキイキと働き出すということです。細胞の代謝活動を活発にする食事は、満腹感ではなく、小食でもそこに満足を覚える心にあると村上先生は述べています。

うつは、自分をダメと思う、つまり自分に不足感を強く覚える心の状態ともいえます。

お猿さんの気分になって生野菜をかじっているとき、これだけでも十分満足できるようになった自分を新鮮に感じました。

ある意味、「足るを知る」食事が小食です。

さらに、小食に慣れてきたら、半断食にも挑戦していただきたいと思います。あまり構えなくても、「体のためにに、あれも、これも食べなくちゃ」「1日3食、一汁三菜、しっかり料理しなければ」という常識を捨てるだけでも十分です。「食べたくないときは無理に食べない」「面倒だから水だけ飲む」という感じで、1食、または1日くらい、食事をスキップしてみるのです。

断食を経験することで、胃腸を休めることがいかに体をらくにするか、実感

されると思います。そして、それまでの

- 体が重い
- 疲れが抜けない
- 熟睡できない
- 朝早く起きられない
- 集中力が続かずボーッとする
- やる気が起きない

こうした心身の不調から抜けていきます。

僕が体験した健康効果は、体と心の毒出しによってもたらされたもの。みなさんも、体に負担をかける食事から、体に負担をかけない食事にシフトすることで、ストレスに負けそうな心をどんどん軽くしていきませんか？

体がやせるだけで気分もずいぶん変わるものです。

第3章

心のバランスのカギ「腸内環境」を整える

キーワードは「脳腸相関」

うつによって心と体がスムーズに活動できなくなるのは、ストレスによって脳の活動を支えている神経伝達物質が減少し、働きが悪くなるからだといわれています。この神経伝達物質と深い結びつきがあるのが、実は、腸です。

腸というと、「栄養の消化吸収の場」、そんなイメージがあるかと思います。もちろん、これは間違った認識ではなく、私たちが食べたものは、胃袋を通り、十二指腸を経て、小腸、大腸へと運ばれ、細かな栄養に分解されて血液中に吸収されます。

ひと昔前までは、腸は栄養の消化吸収が主な仕事であり、そのほかのことにはあまり関与していない、これが医学的な「常識」でした。

ところが、近年、腸の研究がさまざまに行われるようになり、**腸と脳は互いに情報を送り合って、脳の働きに腸が影響を与えている**ことがわかってきたのです。

腸と脳の密接な関係を称して、最近では「脳腸相関」という言葉が使われるようになりました。みなさんも、テレビやネット、雑誌などでこの言葉を目にされたことがあるのではないでしょうか。

そこで、まず「脳腸相関」とはどういう関係なのか、説明していきましょう。多少医学的な解説になりますが、そこは少し我慢していただいて、腸をよくすることが私たちの脳、ひいては心にどんな影響を与えるのか理解していただきたいと思います。

みなさんは**「腸内フローラ」**という言葉を聞いたことがあるかと思います。

「フローラ（flora）」を日本語に訳すとき、よく「叢《そう》」という言葉を当てるのですが、これはある植物などが密集しているときに使われる言葉です。たとえば、熱帯性植物が密集、群生していれば、「トロピカルフローラ」と呼ばれたりします。

では、私たちの腸にも植物が密集しているのかといえば、そうではありません。

私たちの腸に密集しているのは細菌です。腸内には実に、約100兆個（ある報告によれば600兆個）もの細菌が棲《す》み着いています。その密集の様子が叢に似ていることから、「腸内フローラ」という言葉が使われるようになりました。

では、どんな細菌が棲んでいるのかといえば、善玉菌と悪玉菌です。さらに、善玉菌と悪玉菌に分けられない常在菌（日和見菌《ひよりみ》）もいます。

細菌全体から見ると、善玉菌、悪玉菌の割合はそんなに多くなく、日和見菌であるファーミキューテスという菌や、同じタイプのバクテロイデスという菌が大部分です。

そのほか、プロテオバクテリア、アクチノバクテリアなどの菌がいて、さらに善玉菌の代表格であるビフィズス菌（乳酸菌の一種）、悪玉菌のクロストリジウム菌などが、せめぎ合って棲息しているのです。

健康面でとくに有用な善玉菌は、体のエネルギー源となる乳酸を作り出すほか、腸の粘膜の新陳代謝を高めてポリープやがんを防いだり、感染症を招く有害菌を駆逐します。

さらに専門的になりますが、乳酸から作られる酪酸《らくさん》、酢酸《さくさん》、プロピオン酸などの短鎖《たんさ》脂肪酸も、大腸の栄養となるなど貴重な効用があります。

ただし、**腸内フローラのバランスは、食生活や加齢によって乱れが生じやすく、またストレスがかかることで悪玉菌が増える**といわれています。

腸は「幸せホルモン」の生産工場

こうした腸内フローラの乱れは、アレルギー、動脈硬化、肥満や糖尿病、がんなどの発症に関与するといわれます。

また、最近では、脳の正常な活動についても腸内細菌が影響を与えることを示す研究結果が報告されています。具体的には、**自閉症、ストレスに耐える力、記憶にかかわる神経細胞の増殖に腸内フローラがかかわっている**ということです。

でも、腸がなぜ脳に影響を与えるのでしょうか？　脳は頭、腸はお腹と離れているのに、なぜ腸が脳に影響を与えるのか、考えてみると不思議な感じがします。

さまざまな研究からいえることは、腸は脳と並ぶ「中枢」であるということです。

実際、腸には膨大な神経が集まっています。

消化管全体を直接囲んでいる神経細胞の数は、脊髄《せきずい》全体の神経細胞を上回るほどです。そのため、最新の研究によれば、腸の神経が乱れれば、脳の神経系にも影響を及ぼす可能性が高くなると考えられているのです。

事実、腸内フローラの乱れは、精神面にかかわる神経伝達物質セロトニンの減少を引き起こします。

セロトニンは「幸せホルモン」とも呼ばれる神経伝達物質で、**セロトニンが増えると心が落ち着いてきます**。逆をいえば、セロトニンが不足すると、心のバランスが崩れてきます。

セロトニンの不足によって起こりやすくなる気分障害には、

・落ち着きがなくなる
・イライラしやすくなる
・考えがまとまらない（思考停止）
・現実をネガティブにとらえてしまう
・仕事に行けない
・人と会うのが怖くなる
・やる気が出ない

などがあり、うつの症状と合致します。

では、「幸せホルモン」のセロトニンは、体内のどこで作られるのでしょうか。

「脳を落ち着かせるのだから、脳内だろう」

「もしくは副腎皮質かな」

正解は違います。**セロトニンの実に9割が腸に存在しています。つまり、腸**

はセロトニンの生産工場のようなものなのです。

少し専門的になりますが、そのメカニズムを説明すると、セロトニンはトリプトファンから5HTP（5-ヒドロキシトリプトファン）を経て作られます。私たちの腸管内では、この5HTPが合成されており、腸内フローラが乱れると5HTPの合成量が低下するため、結果的に脳内セロトニンレベルも低下してしまうのです。

つまり、お腹に残留物が溜まってくると、脳がイライラして心にも悪影響を与えるということです。

やる気が出ない原因は腸に溜まった「アレ」

そればかりではありません。腸内で悪玉菌（クロストリジウム・ディフィシル）が増えると、ドーパミンの元となるアミノ酸のチロシンが代謝されなくなります。ドーパミンはご存じのように、快楽や意欲などの調節を担う神経伝達物質で、ドーパミンが減少すると、やる気が失われ、楽しみへの欲求、快楽を感じる力がしぼんできます。

さらに、悪玉菌のクロストリジウムが活躍するようになると、その異常代謝物（つまり悪玉菌のウンチですね）が、ドーパミンからノルアドレナリンへの変換を阻害します。

ノルアドレナリンも、私たちの精神、感情と関係する神経伝達物質です。

ノルアドレナリンが体内に分泌されると、交感神経に作用して、心身の覚醒《かくせい》や興奮、集中力や判断力を向上させるといわれています。

いわゆる心身を血気盛んな状態にするのがノルアドレナリンなのです。したがって、**ノルアドレナリンが不足すると、好奇心やそれに伴うワクワク感、興奮、やる気、集中力といったものが減退する**ようになります。こうした状態もまた、うつの症状と合致するものです。

このように、腸の状態は脳に直接的に作用します。そして、腸内環境が悪くなると脳の神経伝達物質の分泌が悪くなり、うつの症状を引き起こすことにつながります。便秘気味だったり、ウンチがスッキリ出ないとき、私たちはなんとなくやる気が出なかったり、ゆううつな気分になりますが、その要因の一つが腸にあったわけです。セロトニンにしても、ドーパミンにしても、適切に生産されるためには、腸内フローラの乱れを整えることが不可欠なのです。

なぜ「腸内環境」が整うとメンタルが安定するのか

腸の状態が脳や精神にどのような影響を与えるのか。そうした「脳腸相関」にまつわる実験が近年、国内外で盛んに行われるようになりました。

ここでは、その実験のいくつかを紹介することにしましょう。

◎マウスの腸内フローラを入れ替えたら、マウスの「性格」が変わった

カナダのマクマスター大学で医師をつとめるプレミシル・ベルチック博士が行った実験です。実験では、性格的に臆病なマウスと、好奇心旺盛で活発なマウスを、それぞれ高さ5センチの台に乗せ、台から下りるまでの時間を計測。その時間から「警戒心の度合い」を調べました。

まず、活発なマウスは17秒で台から下りましたが、臆病なマウスは5分経っ

ても台から下りませんでした。

次に、活発なマウスの腸内フローラを臆病なマウスに移植し、臆病なマウスに好奇心旺盛で活発なマウスの腸内フローラを移植しました。

そして3週間後に改めて実験を行ったところ、臆病なマウスの警戒心が弱まり、台から早く下りるようになったのです。逆に、活発だったマウスの警戒心は強まり、台にいる時間が大幅に伸びました。

この実験は何回繰り返しても同じ結果になったといいます。腸内フローラの状態が、マウスの性格と行動に直接的な影響を与えたことは、大変興味深いところだと思います。

◎腸内フローラがストレスに対する適応力に関与する

次に紹介するのは、九州大学医学研究院の須藤信行教授率いる研究グループが過去に行ったマウスの実験です。

研究では、無菌マウスを狭いチューブに閉じ込めたところ、通常のマウスと比べて、より多くのストレスホルモンが生成されました。

また、須藤教授は赤ちゃんの発達過程における腸内細菌の役割にも注目し、無菌マウスに腸内細菌を植え付け、その後の変化の過程を調べました。

すると、腸内フローラが育っていくにしたがい、ストレスに対する反応が正常化していったと報告しています。


こうした実験は、腸と脳の密接な関係「脳腸相関」を証明するものばかりです。人間の性格や思考パターンが腸の状態だけで決まるとは思えませんが、腸と脳が互いに影響し合っていることは、どうやら疑いのない事実のようです。


腸の乱れは、脳だけでなく全身の健康状態とも関連します。

なぜなら**腸が乱れると免疫力が低下する**からです。

みなさんよくご存じのように、免疫とは、体の防御システムのことです。私たちの体では、病気を防いだり、またはその進行を食い止めたりするために、さまざまな免疫細胞や免疫物質が働いています。

腸は、この免疫システムにおいて、最も重要な臓器であることがわかってきました。


みなさんは「パイエル板」という器官をご存じでしょうか?

パイエル板とは、小さなリンパ節が集まったもので、回腸(小腸の下部)にあります。近年、このパイエル板の研究が著しく進み、**パイエル板には体全体における免疫細胞の実に60~70%が集まっている**ことが判明しました。腸の中に、免疫細胞が集結する「大駐屯地」があったわけです。


なぜパイエル板に、免疫細胞が集結しているのか、その理由は、**腸はウイルスや感染菌など外部の侵入者を食い止める前線地帯でもある**からです。

胃や腸は「体の内部」と思いがちですが、実は消化管は皮膚と同じように外の世界とつながっています。

口から始まり、肛門まで続く消化管は、一本の長い管と同じです。外部とつながる通路でもあるわけです。

実際、ウイルスや細菌は、口から侵入しようとしますし、そもそも食べ物という「異物」をとる行為自体が、外界との接触を意味します。だから、体は腸に最強の免疫兵士たちを集める必要があったのかもしれませんね。

健康を損ねることは、うつの引き金となるストレスを生む要因になります。また、落ち込んだり、やる気を失っているときなどに病気にかかると、さらに気分が滅入って、うつ状態を悪化させる一因になります。腸の乱れは、心にも体にも大きな影響をおよぼす現象なのです。

腸が元気になる「日本古来の発酵食品」

では、腸の状態をよくするためには、どうすればよいでしょうか。腸は自律神経の支配下にあるため、いくら心の中で「よくなれ」と念じても、応じてくれません。

結論からいえば、腸を元気にするには、**腸が喜んでくれる食事を心がけることです。**それによって脳の神経伝達物質の分泌がよくなり、うつの改善につながります。

腸が喜ぶ食事とは、まず、腸に負担をかけない食事です。

小食や断食によって腸内に残留物がなくなれば、悪玉菌のエサが減るため、腸内フローラが改善します。

さらにもう一つの方法は、腸が喜んでくれる食べ物をとることです。腸内フローラを改善する食べ物をとれば、腸はイキイキと元気になります。

腸内フローラをよくする食べ物としては、乳酸菌がよく知られています。乳酸菌といえば、発酵食品がその代表格です。

幸い、日本には古来より数多くの発酵食品があります。

日本の発酵食品といえば、みなさんは何を思い浮かべるでしょうか?

納豆、味噌、ぬか漬け、なれ寿司などがあります。**しょうゆ**も発酵食品で、**酢も、日本酒**も発酵食品です。

ですから、味噌汁を飲んでも乳酸菌はとれます。魚料理にしょうゆをかけても乳酸菌をとることができます。ぬか漬けには乳酸菌が豊富で、しかも生野菜を発酵させているので、酵素を補給することにもつながります。

塩分さえ気をつければ、ぬか漬けは乳酸菌摂取におすすめの発酵食品です。
ただし、納豆だけは納豆菌の発酵によるものなので乳酸菌はとれませんが、腸内環境を整える善玉菌としての働きはあります。

発酵食品は腸の善玉菌を増やして腸内フローラを改善する、そのことで脳が活発になり、免疫力も高まる、そんなざっくりした理解でいいと思います。

乳酸菌には動物性のものと植物性のものがあり、ヨーグルトやチーズ、サワークリームなどは動物性のものになります。植物性のものには、ぬか漬けやザワークラウト、ザーサイなどがあります。

僕のおすすめは植物性の乳酸菌ですが、ヨーグルトを食べ慣れている人は、無理してやめる必要はありません。

大切なのは、腸内環境を整えること。ヨーグルトを食べることで便通がしっかりあるという方は、そのまま食べ続けていただいてかまいません。

自分の中に禁止事項を増やしてしまうのは、心に窮屈さをもたらします。「ねばならない」の思いは、メンタルの不調には逆効果。あまり神経質にならないことも重要です。その意味も含めて、宮島式の理解は「ざっくり」くらいでちょうどいいと僕は考えています。

ここで、保存料や食品添加物についても触れておきたいと思います。

コンビニエンスストアに行くと、さまざまな食品が販売されています。僕も、よくコンビニで野菜サラダなどを買いました。

しかし、コンビニのお惣菜は手軽な反面、その多くには食品添加物が含まれています。

食品の腐敗を防ぐには仕方ないのかもしれませんが、**食品添加物の摂取は腸**

郵便はがき

105-0003

切手を
お貼りください

（受取人）
東京都港区西新橋2-23-1
3東洋海事ビル
(株)アスコム

メンタルは食事が9割

読者　係

本書をお買いあげ頂き、誠にありがとうございました。お手数ですが、今後の出版の参考のため各項目にご記入のうえ、弊社までご返送ください。

お名前	男・女	才
ご住所　〒		
Tel	E-mail	
この本の満足度は何％ですか？		％
今後、著者や新刊に関する情報、新企画へのアンケート、セミナーのご案内などを郵送またはeメールにて送付させていただいてもよろしいでしょうか？ □はい　□いいえ		

返送いただいた方の中から**抽選で3名**の方に
図書カード3000円分をプレゼントさせていただきます。

当選の発表はプレゼント商品の発送をもって代えさせていただきます。
※ご記入いただいた個人情報はプレゼントの発送以外に利用することはありません。
※本書へのご意見・ご感想およびその要旨に関しては、本書の広告などに文面を掲載させていただく場合がございます。

●本書へのご意見・ご感想をお聞かせください。

ご協力ありがとうございました。

内の悪玉菌を増やしてしまいます。

そのため、防腐剤や合成甘味料、発色剤である亜硝酸ナトリウムを多く使っている食品や惣菜は、なるべくなら避けたほうがいいと思います。

主に、スナック菓子、缶詰食品、レトルト食品、栄養ドリンク、アイスクリーム、市販のソースやドレッシング、コンビニ弁当などに防腐剤や食品添加物が多く使われています。

幸せホルモンは「薬より食べ物」で増やす

食事ではありませんが、腸内環境を整える方法として覚えておいてほしいことがあります。それは、薬の長期服用を避けることです。とくに**抗生物質は、菌を殺す薬剤なので、継続的な服用は腸内の善玉菌も殺してしまう**ことにつながります。

僕が治療に薬を使わなくなった理由の一つが、ここにあります。薬は、その症状の解消を目的に応急的に処方するときは確実な効果を望めますが、人間が本来持っている自然治癒力《ちゆりょく》を邪魔します。

それは、ケミカル（化学）によって合成される薬の宿命でもあります。なぜなら、ケミカルとは化学式が一つの世界。ということは作用が一方向に限られており、長期服用は同じような作用を体に与え続けることです。

これは、はっきりいえば、体に負担を強いることになります。体に同じような信号を送り続けることになるからです。たとえば、みなさんが音楽をヘッドフォンで聴くとき、同じような音がずっと鳴り響いていたらどうでしょう？雑音、ノイズになると思います。これと同じことが薬で生じてしまうのです。

しかも**ケミカルの怖いところは、継続していると使用量が増えてしまうこと**です。薬を長期服用すると、体は薬への耐性を増すため、どうしても使用量を増やさざるを得ません。その結果、体になんらかの副作用が出れば、今度はその副作用に対応する薬を処方することになり、薬の服用量はどんどん増えてしまうのです。

医師にとっては、これはとてもらくな治療法です。医学部では症状別にどんな薬が有効か、徹底的に教え込まれるので、症状に対応する薬を出せば、それで事足りてしまいます。

とりわけ精神科の症状は国際的にガイドラインが定められ、うつにはこの薬、統合失調症にはこの薬と、半ば自動的に処方すればよいのです。

僕は患者さんへの問診や診断に自信がなかったので「精神科医なら僕にもできそうだ」という思いが専門を選ぶ動機となりました。正直、精神科はらくだなと思えたのです。ところが、**薬では患者さんのうつも、僕のうつも治せませんでした。**


一方、食べ物は自然の恵みです。化学式が一つしかないケミカルとは根本的に違います。たとえば、一つの植物には化合物が２００以上も含まれていることが少なくありません。

そのため、作用も重層的で複合的、多元的といってもいいでしょう。私たちの体は健康なときであれ、病気のときであれ、常に変化していきますから、自然の食べ物の多様性は、体の変化にも対応してくれるのです。

そしてなにより、腸内フローラの状態を改善に導きます。自然が自然を育てるように、自然に根ざした食事が、私たちが本来持っている、自然に回復する力を目覚めさせてくれるのです。

たとえば、僕の例でいうならば、玄米菜食の食生活に改めることで体がやせて、エネルギーが全身に満ちてくることを実感しました。それにともない体調がどんどんよくなりました。


脳内のセロトニンが不足しているなら、抗うつ剤を出せばよい。これでは、体の自然な生理を軽視しているように僕には感じられます。

この章で述べたように、セロトニンの約9割は腸内に存在します。腸はセロトニンの生産工場だからです。だったら、セロトニンが増える体の仕組みを支援してあげればいい、そう考えたほうが自然だし、なにより安全だと思いませんか。

セロトニンを増やすには、腸内フローラを改善する、これが早道です。「脳腸相関」がよくなれば、感情に多幸感をもたらす神経伝達物質も増えていきます。それが食事で叶うのならば、やってみない手はないと思います。

第4章

「脳の栄養」を補って心の感覚を取り戻す

「脳の栄養不足」を引き起こす、こんな習慣

心と体の活動が低下してしまうのは、脳の栄養不足が原因ともいわれるようになってきました。脳が活動するには、体がそうであるようにエネルギーが必要です。脳の場合、エネルギーはブドウ糖といわれています。

そのブドウ糖が脳に安定供給されるには、食べ物に含まれるブドウ糖を吸収するシステムが正常に稼働《かどう》する必要があります。システムに異常が起きると、当然、脳のエネルギーが枯渇し、動きが悪くなります。

そのシステム異常とされる原因の一つが、「低血糖症」です。もしかすると、あなたのウツウツとした気分は、低血糖症によって引き起こされているかもしれないということです。

「低血糖症」とは、血糖値が大きく変動する状態をいいます。

血糖値が急激に上昇すると、それは体から見れば異常事態。そのため、脳は血糖を下げるホルモン（インシュリン）を大量に分泌させますが、その結果、急激な低血糖が起こります。

血糖値が急激に下がるのも危険なため、また脳が反応して、今度は血糖値を上げるアドレナリンなどのホルモンを分泌します。

このアドレナリンなどは、血糖値を上げるほかに、**動悸《どうき》やイライラなどをともないやすく、これがさまざまな不快症状に結びついてしまう**のです。

さらにいえば、私たちの体は、食事をとってから時間が経ち、血糖値が下がってきても、正常ならばある一定値以下には下がらないように調節されます。しかし低血糖症になると、体の調節機能が乱れ、時間とともに血糖値がどんどん下がるようになります。

こうして、

- 脱力感や疲労感
- ぼんやりする
- クラクラする
- 気分がすぐれない
- 憂うつになる
- 不安感が離れない

といった症状が出てきます。まさに、うつの症状です。

集中力を高めようとして糖分の多いドリンクをたくさん飲んでいる方、イライラを鎮めようとしてスイーツに手が伸びる方。

その習慣が、かえってうつに似た症状を引き起こしていることがあるのです。

脱力感や疲労感をもたらす「白い食べ物」は控えて

低血糖症は食事によって改善することが可能です。というのは、低血糖症の要因は食生活にあるからです。

急激な血糖値上昇をもたらす食べ物には、**砂糖のほか、白米や白いパン、うどん、そうめん、ラーメンなど精白小麦粉で作られた麺類など**があります。

「砂糖ってそんなに悪いんですか」
「白いごはんや白いパンを食べてはいけないの?」

みなさんは、そう思われるかもしれませんね。確かに、甘いケーキはおいしいですし、僕自身も砂糖をたくさん含んでいる缶コーヒーや清涼飲料水が大好きでした。白いごはんは、いまでもおいしいと思います。

ただ、振り返ってみると、うつで苦しんでいたころの僕は、明らかに低血糖症だったと思います。

「もしかしたら、自分は低血糖症かもしれないな」と思われる方は、一度、こうした精製糖質の食品を意識的に減らしてみてもよいのではないでしょうか。慣れないうちは、「ああ、甘いものが欲しい」と心が落ち着かないかもしれませんが、しだいに慣れてくるものです。そして、慣れるにつれて、「こっちの方が体はらくだな」と、そんな実感がわいてくるものです。

どうしても甘いものを食べたいときは、ビタミンやミネラルが空っぽの白砂糖の代わりに、微量栄養素が多少含まれていて、食後の血糖値の上昇も穏やかな黒砂糖や、オーガニックのメープルシロップ、アガベシロップなどをおすすめします。

食事を見直す前の僕は、お酒はよく飲むし、白いごはんもパンも好きでしたし、肉料理や脂っぽいものもよく食べました。低血糖症患者のサンプルみたいな食事です。それが玄米菜食の食生活を実践することで、体調が劇的に変化することになります。

体調が変われば、気分も変わってきます。低血糖症から離脱できたことも、脱力感や疲労感が減り、イライラしなくなった理由だと思っています。

疲れた心をリセットする「ナイアシン」

白米の代わりには、玄米がおすすめです。

玄米は白米に比べ、食後の血糖値の上がり方が緩やかなため、低血糖症から離脱するための食べ物といえます。さらに、玄米にはメンタル不調との関連で注目に値するビタミンが含まれています。それが「ナイアシン」です。ナイアシンには「幸せホルモン」のセロトニンの体内分泌を高める働きがあります。つまり、セロトニンの体内分泌を増やすのが玄米なのです。

玄米は完全栄養食品と呼ばれるほど、栄養豊かです。日本人は古来、この玄米を食べてきました。

主食とは、通常「日常の食生活で主となる食べ物、副菜の対義語」と理解されていますが、極論すれば「それだけ食べていれば生きられる、生きていける」ありがたい食べ物であるということです。

実際、玄米には驚くほど多彩な栄養素が含まれています。米は胚芽やぬかの部分に栄養素が豊富で、その大事な部分を取り除いたのが白米です。栄養素を白米と比較すれば、その違いは明らかで、**玄米にはタンパク質、糖質、脂質、各種ビタミン、ミネラルなど体に必要な必須栄養素がバランスよく含まれています**。しかもその含有量は、白米より断然豊富。白米にはないビタミンE（抗酸化力が高くアンチエイジング効果も知られています）まで含まれています。

ここは一つ、玄米を信用していただいて、主食を玄米に切り替えてみるのもいいのではないでしょうか。もちろん、「玄米がどうしても嫌い」という方は無理に玄米を食べる必要はありません。

玄米を食べ慣れていない方は、最初は三分づき、五分づきから始めてみるとよいでしょう。そして、慣れてきたら、思い切って玄米に切り替えてみてください。たまには、土鍋で炊いてみるのも楽しいものです。玄米は遠赤外線でジワジワ温める土鍋で炊いたほうがおいしいからです。

玄米を食べると、「心のリセット」につながるという方は少なくありません。僕も玄米は大好きなので、その感覚はわかります。神経が安らぎますし、栄養バランスがいいので、安心感が得られます。おかずで悩む必要もありません。

ただし、いくら玄米が体によいといっても食べ過ぎないようにしましょう。

玄米は主食ではあるものの、むしろ「副菜」の感覚で。主役は生野菜、そして果物です。

ストレス耐性を高める「ビタミンC」

ストレスに強い脳になる栄養素としておすすめなのが、ビタミンCです。ビタミンCといえば、すぐに野菜と果物を連想すると思いますが、実際、**ビタミンCを含む食品は、野菜と果物だけ**です。

ビタミンCが心に作用するのは、主に2つの効能によるものです。

①副腎皮質の働きを促進する

副腎は、ストレスに対抗する臓器です。副腎はストレスに対して、副腎皮質ホルモンを分泌して、体がストレスに対抗できる状態を作ります。この副腎皮質ホルモンの生成に役立つのがビタミンC。

ビタミンCが欠乏すると、副腎皮質ホルモンを十分に作ることができなくなるため、ストレスへの耐性が弱くなってしまいます。逆に、日ごろからビタミンCをたっぷり含む野菜や果物をとっていると、ストレスへの抵抗力が増します。

②血流の悪化を防ぐ

貧血などによって脳への血流が低下すると、うつの症状である全身性の疲労感、倦怠感《けんたいかん》、集中力の低下、無気力などを引き起こすことになります。ビタミンCには**赤血球の生産を助け、鉄分の吸収を強化することで、貧血などを予防する**効果があります。

どうですか、みなさん、ビタミンCは足りていますか？

ストレスで体がだるい、重いという方は、ぜひビタミンCを豊富に含む野菜や果物を積極的に食べるようにしてください。

厚生労働省が推奨するビタミンCの必要摂取量は1日100ミリグラムです。ですが、僕はもっともっと摂取してもいいと思います。理由はビタミンCが十分に体内で保管できるくらい量を増やしたほうがいいのと、ビタミンCは不必要な分は尿として排泄されるため、大量に摂取しても安全だからです。ですから、野菜や果物をどんどん食べていただきたいと思います。

ビタミンCを豊富に含む野菜は、赤ピーマン、パセリ、芽キャベツなどが含有量の上位ですが、ブロッコリーやカリフラワー、にがうりなどは1本あたりの重量が多いので、一度にたくさんのビタミンCを摂取することができます。

果物でおすすめなのは、キウイです。キウイには果肉が緑色と黄色の2種類があります。味は緑肉種は酸味が強く、黄肉種は甘みが強いです。

では、どちらにビタミンCが多いかというと、黄肉種です。黄肉種のキウイフルーツは、1個で成人男女のビタミンCの推奨量を満たすことができるほどです。

柿もビタミンCの含有量という点で優れた果物です。秋になると柿が楽しみという方も多いと思います。

日本では加工食品として干し柿も有名ですが、干し柿はビタミンCの含有量が落ちます。ビタミンCをしっかり補給したいときは、柿はそのまま食べるほうがいいでしょう。

パパイア、グレープフルーツは1個でも十分なビタミンCが摂取できます。イチゴも数個食べればすぐにビタミンCを必要量摂取できます。あけびもビタミンCの含有量が多く、必要量をとりやすい食品です。

ビタミンCといえば、レモンというのがかつての定番でした。

しかし、レモンやかぼす、ゆず、ライムなどは主に果汁として使われることが多く、一度に使う量もあまり多くはないので、ビタミンC補給の面では思ったほど効果的ではありません。

ゆずの果皮は1個分で見ればビタミンCが豊富に含まれますが、主に調味料や薬味、香辛料として使われるため、一度に利用する量は少なくなります。そのためとれるビタミンCの量も限られます。

不安、イライラ解消には「カルシウム」

「体内のカルシウムが不足するとイライラする」

そんな話をどこかで聞いたことがあるかもしれません。それは、カルシウムに脳神経の興奮を抑える働きがあるためです。

私たちの体内で、カルシウムは血液中に一定濃度で含まれています。**カルシウムの濃度が減少すると神経がうまく働かなくなるため、神経や感情のコントロールが乱れやすくなります。**

ただし、血液中のカルシウムが不足すると、骨が蓄えているカルシウムが溶け出して不足をカバーしてくれます。ですので、カルシウムを含んだ物を食べないからといって、即イライラにつながるわけではありません。ですが、とる量が少なければ骨が蓄えているカルシウムも減ってしまうので、不足しないように心がけることは大切です。

むしろ、カルシウム濃度の調整機能不全がメンタルに影響する、という指摘もあります。


カルシウムというと乳製品を思い浮かべますが、野菜からでも十分に摂取することができます。つまり、「宮島式食事法」を続けていれば、カルシウム不足の心配もないというわけです。野菜には、カルシウムのほかにもビタミン、ミネラルなど、細胞が喜ぶ栄養素が豊富ですので、「一石二鳥」の効果も期待できます。


カルシウムの豊富な野菜は、緑の濃い野菜です。

たとえば、小松菜、ケール、チンゲン菜、からし菜、大根の葉やかぶの葉にもカルシウムが豊富に含まれています。緑の野菜はカルシウムの宝庫です。

特にケールは生で食べられますし、ジュースの材料にしてもいいでしょう。

そのほか、ごま、海藻類、豆類からもたっぷりカルシウムが補給できます。

老人性うつの予防・改善に効果のある「大豆レシチン」

60代、70代になってから発症するうつは、認知症と間違われることがよくあります。記憶力が低下したり、判断力が衰えたり、興味や喜びを感じなくなったりする症状が似ているからです。

もし、その症状がうつによるものだとしたら、食事によって改善することもあります。そんなときにとりたいのが大豆食品。**大豆に含まれるレシチンには記憶力を回復させる効能があります。**

レシチンとは、大豆、卵黄、小魚、レバー、ウナギなどに多く含まれる成分で、大豆に含まれるレシチンが大豆レシチン、卵黄に含まれるレシチンが卵黄レシチン。由来は違っても、どちらも同じレシチンです。

このレシチンで記憶力が向上したという研究報告があります。

実験を行ったのは、フロリダ大学のフローレンス・サフォード教授です。

サフォード教授は、50～80代の61人を2つのグループに分けて、一方に一日3・5ミリグラムのレシチン、もう一方に偽薬のプラセボを同じように飲ませて、5週間後に記憶力テストを実施しました。すると、レシチンを飲んでいたグループは、プラセボのグループより覚え違いの頻度が低く、成績が改善したと報告しています。

サフォード博士はさらに117人を実験対象にして、35～50歳、51～65歳、66～80歳の3つのグループをさらにそれぞれ2つのグループに分けて、一方に同じようにレシチンを、一方にプラセボを飲むよう指示。

その3週間後に記憶力テストをやったところ、レシチンを飲んだグループは、プラセボのグループより覚え違いの頻度が半分になったということです。

日本人は、古来このレシチンを食生活で摂取してきました。レシチンを含む豆腐や味噌、納豆などはおなじみの食品です。

したがって、**レシチンの摂取を心がけたいときは、大豆食品からとる**ようにするといいでしょう。

ちなみに、「宮島式食事法」では酵素がたっぷりとれるので、年齢による体力の衰えを食い止めることができます。

また、皮膚の状態もよくなり、アンチエイジングにも大きな効果が期待できます。

脳の機能を高めて精神を安定させる「亜鉛」

老人性うつが気になる方にもう一つおすすめなのが亜鉛です。

脳の中で記憶にかかわる重要な役割をしている部位が海馬です。この海馬をしっかり働かせるには、脳内の神経伝達物質がカギとなりますが、亜鉛は神経伝達物質の分泌を促すことがわかってきました。

また、**亜鉛は保存されている記憶を引き出すときにも必要**といわれており、亜鉛が不足してしまうことで記憶への悪影響が出る可能性があります。

実際、**認知症の患者さんの体の状態を調べてみると、多くの人に亜鉛が不足している**ことが確認されています。

そもそも、うつの症状を引き起こすのは、脳の機能が低下して、神経細胞の刺激伝達が滞るためとも考えられています。この意味からも、神経伝達物質を作るために必要な亜鉛が重要となるのです。

亜鉛が体内に十分にあることで、脳の機能が高まり、精神を安定させ、うつ状態をやわらげるとされています。

厚生労働省の『日本人の食事摂取基準（２０２０年版）』によると、亜鉛の摂取目安（推奨量）は成人男性で1日11ミリグラム、成人女性では1日8ミリグラムとされています。


亜鉛を最も豊富に含む食品は牡蠣で、大豆、イワシ、海藻、レバーにも亜鉛は多く含まれます。効率よく亜鉛を吸収するには、ビタミンCやクエン酸と一緒に食べるようにするのがよいとされています。

ビタミンCやクエン酸を含む食べ物はレモンです。となると、「生牡蠣にレモンをかけて」という定番の組み合わせが、実は効率よい亜鉛摂取法だったということがわかります。牡蠣を生で食べれば、牡蠣から食品酵素をとることもできます。

脳の疲れを取って心を元気にする「DHA・EPA」

脳を元気にする食べ物として期待できるのが、青魚です。

なぜかというと、**イワシ、アジ、サバ、サンマなどの青魚にはDHA、EPAという不飽和脂肪酸と呼ばれる脂が豊富に含まれ、脳内の血流改善にいい**からです。脳の血流がよくなると、うつによって動きが鈍くなっている心と体をほぐしてくれる効果があります。

もう少し専門的に説明すると、これらの不飽和脂肪酸はオメガ3系の脂で、血液をサラサラにしてくれる働きがあります。同じ動物性脂肪でも、豚や牛の脂は飽和脂肪酸で、血液をドロドロにするだけでなく、血管に溜まって動脈硬化の一因にもなります。

ところが、青魚の脂は血液をサラサラに変えます。しかも、青魚の不飽和脂肪酸には、血管に付着したコレステロールを掃除して、血管をやわらかくする「血管の若返り」効果が証明されています。

同じ動物性脂肪でも、真逆の働きがあるわけです。

そのため、青魚を食べると、脳内の血液がサラサラとなって、毛細血管も柔軟性を増すため脳内の血流全体がよくなります。

さらに、青魚に含まれるDHAは脳細胞の元になるともいわれています。

なぜかというと、脳は水分を除くとその半分は脂質でできており、そのうち4～5％がDHAでできているからです。

つまり**DHAをとることは、脳細胞を作ることにつながる**わけです。

青魚は、私たち日本人にはおなじみの海の幸です。玄米にもよく合います。

「今日はお昼に魚が食べたいな」というときは、青魚を食べるようにすると、脳内の血流改善効果から、脳が元気に活動するようになります。

野菜中心の食事に「少し飽きたかな」というときは、イワシやアジの刺身定食、サバやサンマの焼き魚定食を注文するとよいでしょう。

麻痺した「心の感覚」は取り戻せる

さて、本書の最後にみなさんにおすすめするのは、心を落ち着かせる食べ方です。

「食事はみんなでワイワイ食べるのがおいしい」という方は多いでしょう。僕も宴会は大好きで、宴会のときは肉もお酒も解禁にします。会話を弾ませながら食事するのは楽しいものです。

しかし、いつも会話をしながらの食事だと気を使うし、正直疲れるものです。

実は、心を元気にするのに最も効果的な食べ方は、「黙って、ゆっくり食事をする」ことです。

具体的には、こんな感じです。

食事をするとき、口に運ぶ一品一品をゆっくり味わって食べます。もちろん、食事の間は無言、沈黙を守ってください。

そして、一品食べたら、また一品と続け、一度に複数の食品を食べることはしません。**口に入れたら、ゆっくりかんでその食品をかみしめましょう**。このとき、目は開いていてもかまいませんし、感覚に集中するため目を閉じてもかまいません。とにかく、ゆっくり、ゆっくり味をかみしめます。

これは、意識を「いま、ここ」に集中する立派な瞑想になります。

近年、瞑想法は医学的にもさまざまに研究されるようになりました。アメリカのマサチューセッツ大学医学大学院教授であるジョン・カバット・ジン博士は、マインドフルネス瞑想が心身症やがんの痛み、慢性疼痛《とうつう》の低減に効果があったことを報告しています。

また、ウィスコンシン大学では、瞑想の科学的検証も行っていて、瞑想は免疫を強化し、うつ症状の改善に役立つことが実験データから証明されました。

食事をするときは、黙って、ゆっくり、とてもゆっくり食事をするだけのマインドフルネス食事法。ぜひみなさんも一度試してみてはいかがでしょう。

「いま、ここ」に集中する意識が、せわしない思考からあなたを解き放ち、安心感と幸せ感が心に満ちてくると思います。

そして、ご自身の体の変化、心の変化にも、目を向けてみてください。

食事を変えたことで、きっと、何かが変わったことでしょう。

一瞬「変化がない」と思えても、ゆっくり意識を向けてみると、思わぬ気づきがあったりします。

全力疾走しているときには道端の花が目に入らないのと同じで、毎日、必死に頑張りすぎてしまうと、ささやかな自分の感覚が麻痺してしまいがちです。

感じないとしても、焦る必要はありません。必ず体内で変化は起きています。

もし、小さなことにでも気づけたとしたら、うつうつとした気分が消える日は間近です。

おわりに

本書を手にして、ここまで読んでくださり、ありがとうございました。
最後に、どうしてもみなさんに伝えたいことがあります。
それは、僕自身、うつの体験、そして食事を変える体験が生き方を変えるきっかけになったということです。あんなに辞めたくて仕方がなかった医師を続けることにしました。また、大嫌いだった自分が大好きになりました。

みなさんも、もう少し自分と仲よしになっていくと思います。

どうかこの機会に少し立ち止まって、これから歩む道をゆっくり考えてみていただけたらと思います。すぐに答えが出なくても大丈夫です。そんなときは、しばらく腰を下ろして、好きな果物でもかじってみてください。

新型コロナウイルスの流行などもあり、近年は、僕が生きてきた中で予想もしていなかったような、いろいろな変化が起きています。

思い返せば、固定電話が携帯電話やスマートフォンになったり、インターネットが普及したり。切符を買って、駅員さんに切符にはさみを入れてもらって改札を通過した時代のことを、どれだけの方が覚えているでしょうか。

進化は便利でもありますが、一方、大変なこともありますね。

いろいろな変化がある状況ですが、健康がとても大事なことは変わりません。「健康が一番」だなんて当たり前のようですが、うつを患っていた頃、僕はそんな当たり前のことを忘れていました。人様の健康のお手伝いをする医師という身でありながら、です。

みなさんは、どうでしょう。ともすると、後回しになっていませんか。

自分の健康のこと、自分自身を大事にする、ということが。

健康の改善におすすめなのが、食事の改善です。

食事を変えることで、僕は体重や体調の変化だけでなく、朝、すっきり目覚める感じ、エネルギーがあふれる感覚、そして、うつの改善を実感しました。

さらには、それまでの常識や教育で習ってきたことの、健康や幸せに及ぼす悪影響にも気がつきました。

今では、うつの体験が新しい世界の扉を開く、とても大切な体験だったと思います。うつがきっかけになり、それまで見て見ぬふりをしていた心配や不安を手放して、自立して、自由に生きる道を進み始めることができました。

本書は2017年に発刊した『薬を使わず自分のうつを治した精神科医のうつが消える食事』を再編集したものです。ここでの食事法は、ジェームス・スキナー氏の『成功の9ステップ』に出ている「無限健康」の食事法、そのおおもとと僕が思う「ナチュラルハイジーン」や、甲田光雄先生の『マンガでわかる「西式甲田療法」——一番わかりやすい実践入門書』にある「西式甲田療法」という健康法を参考に生まれたものです。

コロナ禍でさまざまな生活の変化が生じて、大変な思いをされている方も多いでしょう。僕自身、今は産業医という立場で企業のみなさんの健康の増進のお手伝いをさせてもらっていますが、「働き方改革」だけでは、なかなか幸せな社会は実現しないようにも感じていました。そんなときに、再刊行のお話をいただきました。

うつの体験、食事を変える体験から、僕はさらに心の深い世界を知り、さらなる探求を始めました。現在は、患者さんたちへの直接の対応は養成したメンタルセラピストや心の専門家たちに任せて、予防や教育のほうに力を入れていきたい、と模索しているところです。

みなさんの今の状況も、必ず、何かにつながっています。
本書がその道を照らす一助になれば、と願っています。

精神科医　宮島賢也

特別付録

体と心の毒を出すレシピ23

腸内環境を整えて、脳に栄養を与える食事のレシピをご紹介します。食事を変えて体への負担が減ると、心も少しずつ楽になっていきますよ。

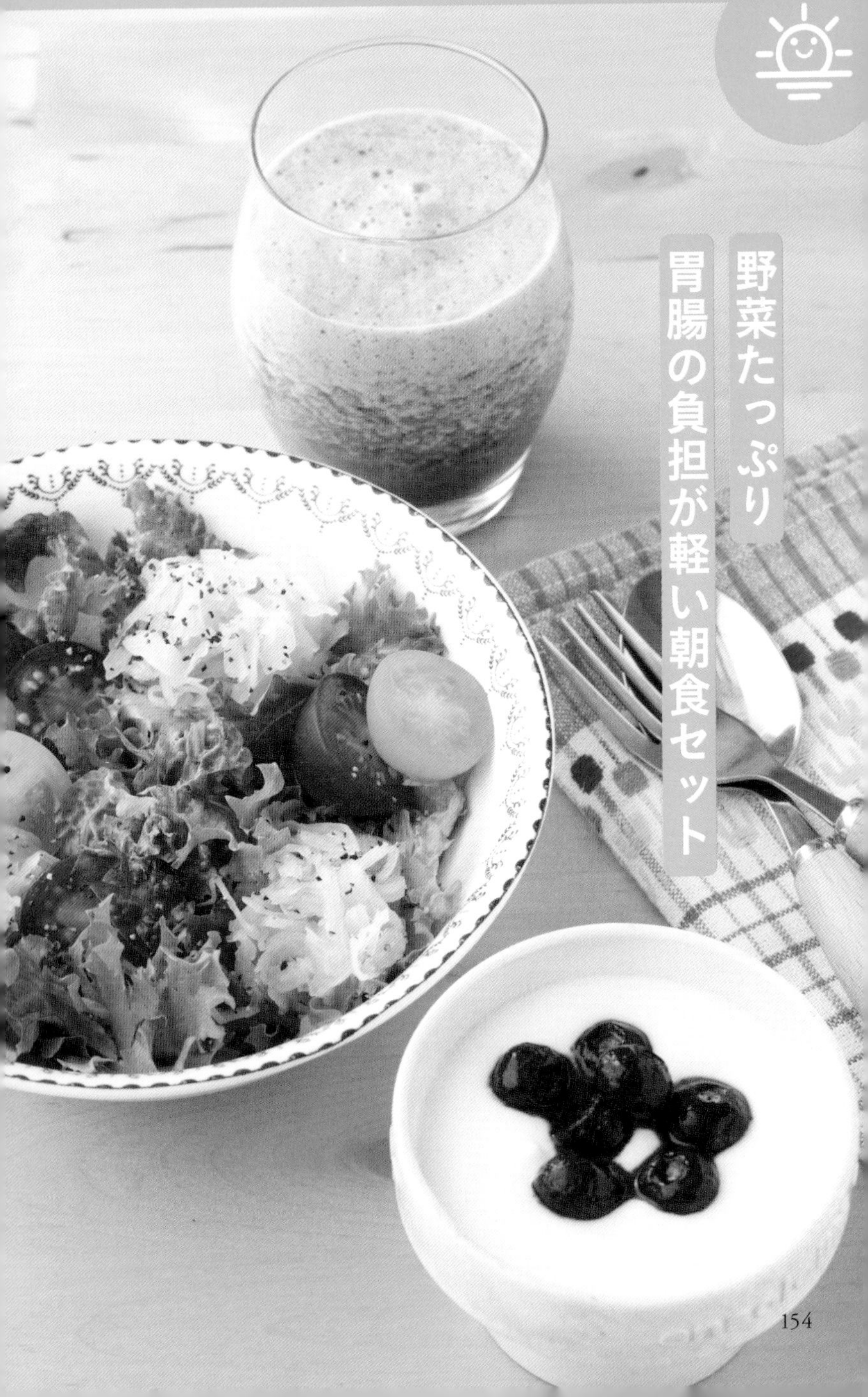

野菜たっぷり 胃腸の負担が軽い朝食セット

小松菜とリンゴのスムージー

[材料] 2人分

小松菜……… 3株(100g)
リンゴ…………………… ½個
水 ……………… 1½カップ
オリゴ糖など………… 適宜

[作り方]

❶小松菜とリンゴを一口大くらいの大きさに切り、水と共にミキサーに入れて撹拌する。オリゴ糖を入れて、お好みで味を調整する。

POINT

果実と生野菜をたっぷり

午前中は排出の時間。朝食はとくに胃腸に負担をかけないこと

ミニトマトとグリーン野菜のサラダ

[材料] 2人分

ミニトマト ……………………… 6個
レタス類……………… 適宜(約80g)
ザワークラウト …… 適宜(約100g)
オリーブオイル・塩・こしょう
……………………………………… 各適宜

[作り方]

❶レタスをちぎって器に盛り付け、食べやすく切ったミニトマトとザワークラウトを盛る。お好みで、オリーブオイルと塩・こしょうを振りながらいただく。

POINT

酵素を補う生野菜

生野菜を食べるだけで酵素を補うことになり、胃腸の消化吸収活動にかかる負担を軽くする

ブルーベリーのヨーグルト

[材料] 2人分

ヨーグルト ………… 150g
冷凍ブルーベリー … 適宜

[作り方]

❶器にヨーグルトを盛り付け、冷凍ベリーをのせる。お好みで、オリゴ糖などをかけてもよい。

POINT

善玉菌を増やす

腸を整える乳酸菌をヨーグルトでとる。善玉菌が増えると朝から心がリラックス

計量の単位 小さじ1＝5mℓ、大さじ1＝15mℓ、1カップ＝200mℓ。いずれもすりきりで量ります。
電子レンジの加熱時間 600wの場合の目安です。＊機種によって多少異なる場合があります。

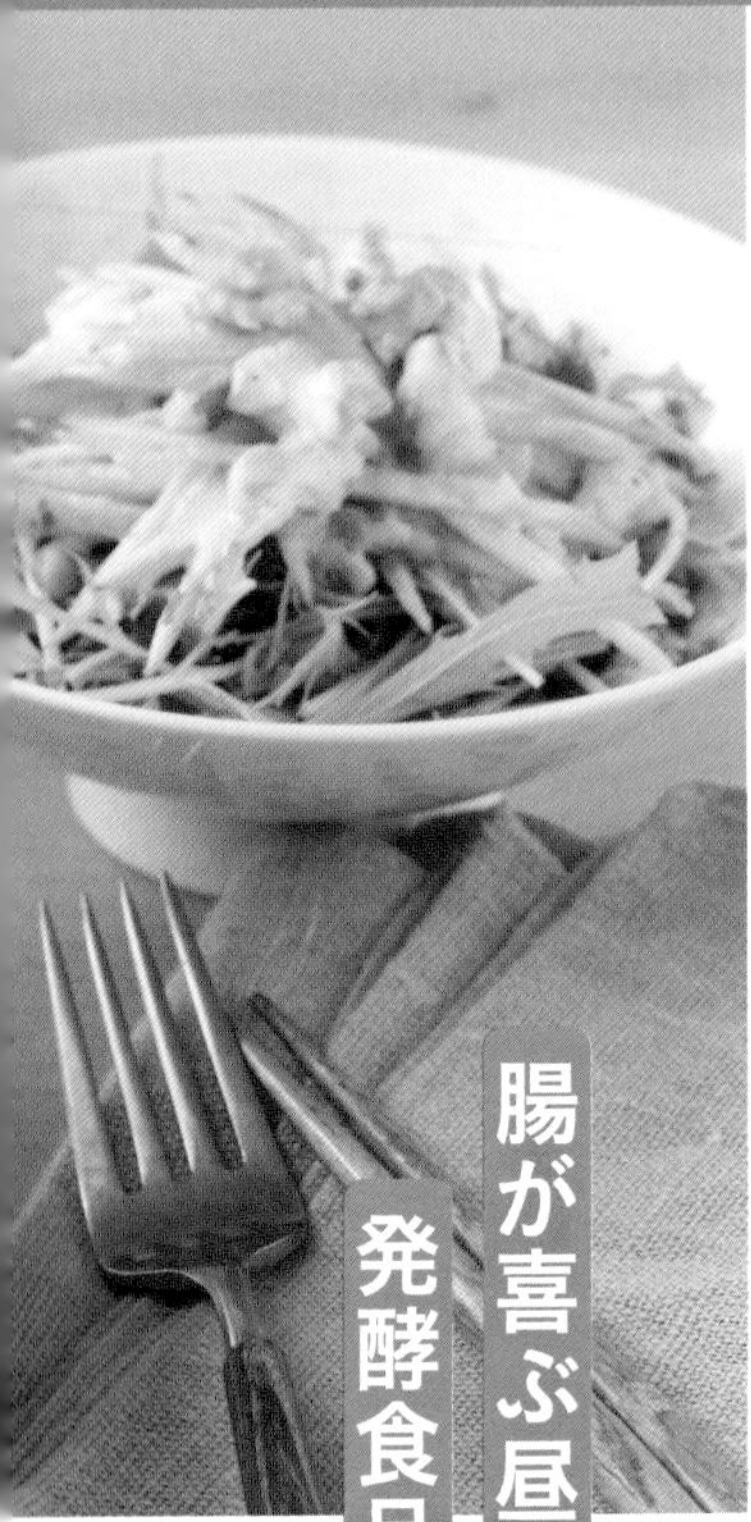

腸が喜ぶ昼食は発酵食品を活用

ごぼうと水菜のサラダ

[材料] 2人分

ごぼう……50g
ポン酢・マヨネーズ……各大さじ1
くるみ……30g
水菜……40g

[作り方]

❶ごぼうは斜めに薄切りにしてから、千切りにし、さっと水あらいしてゆでて、水けをきる。水菜は3センチ幅に切る。
❷ポン酢とマヨネーズを混ぜ合わせ、くるみを手で砕いて混ぜ、ごぼうを和える。器に水菜を盛り付け、その上にごぼうをのせる。

POINT **ごぼうで満足度アップ**
かみごたえがあるので満腹感を得られやすい

わかめのお味噌汁

[材料] 2人分

湯……2カップ
味噌……大さじ1½
乾燥わかめ……大さじ1
麩……6個

[作り方]

❶お椀に味噌と乾燥わかめ、麩を入れる。食べる直前にお湯を注いで、よく混ぜて味噌を溶かす(味噌を溶かしている間に麩とわかめがもどる)。
＊お好みで和風だしの素などを入れてもよい。

POINT **腸が喜ぶお味噌汁**
植物性乳酸菌を含んだ味噌をお味噌汁でいただく

フルーツも一緒に

オレンジ½個を4等分のくし形に切り、果肉と皮の間に切り込みを入れる。

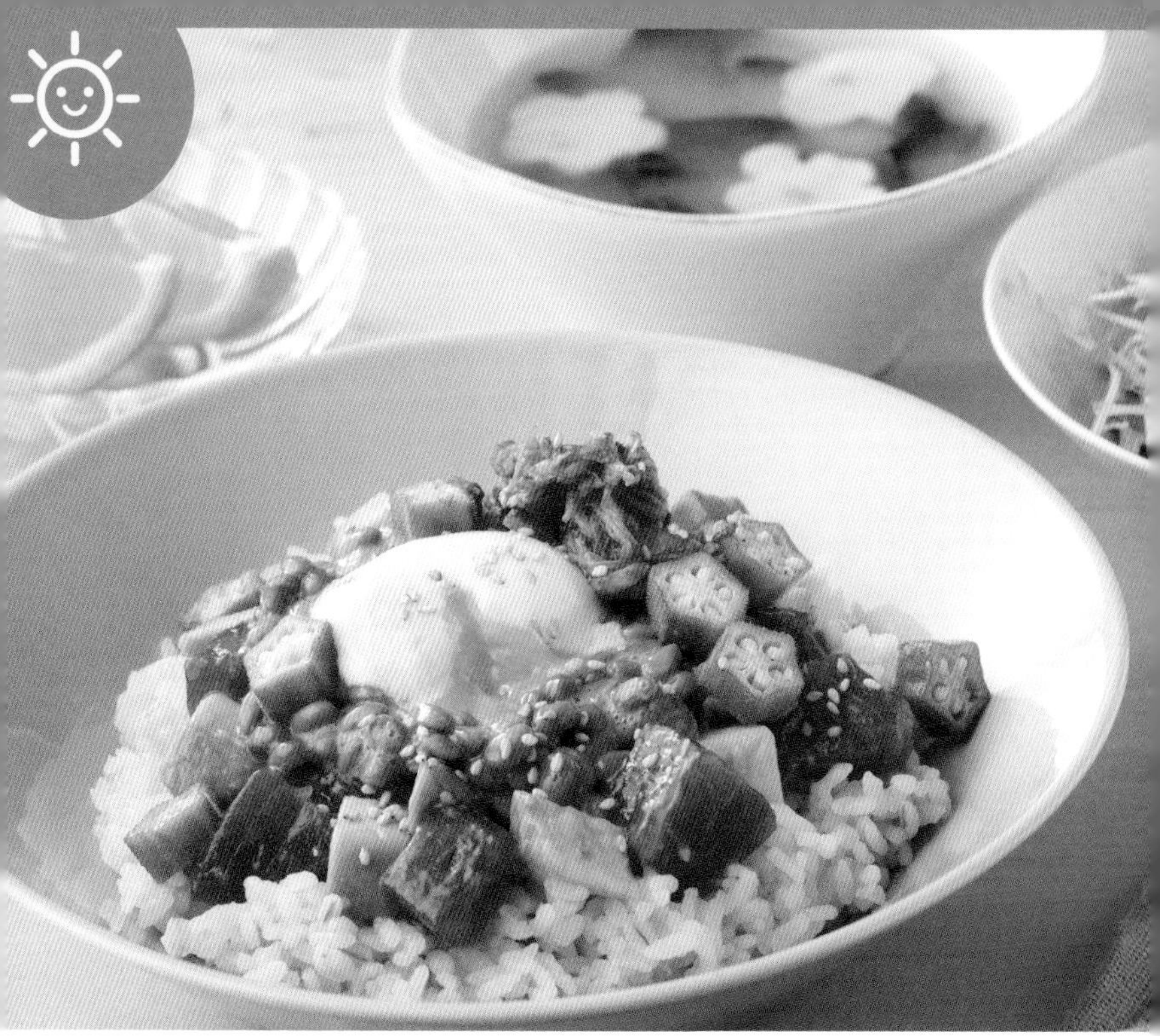

まぐろとアボカドのねばねば丼

[材料] 2人分

まぐろ……150g
アボカド……小1個
しょうが……1かけ
めんつゆ(2倍濃縮)…大さじ3
ごま油……小さじ2
納豆……1パック
オクラ……3本
キムチ……50g
温泉卵……2個
ごま……適宜
もち麦ごはん……400g

[作り方]

❶まぐろとアボカドは1センチの角切り、しょうがはみじん切りにして、めんつゆとごま油と共に、和える。納豆は添付のタレと共に混ぜておく。オクラは耐熱皿に入れてラップをし、電子レンジで30秒加熱して小口切りにする。
❷器にもち麦ごはんを盛り付け、❶をのせる(まぐろとアボカド→納豆→オクラの順にのせると綺麗で食べやすい)。中心に温泉卵とキムチをのせ、ごまをちらす。

POINT **ネバネバパワー食材**

オクラや納豆などのネバネバ食材とまぐろの相性は抜群!

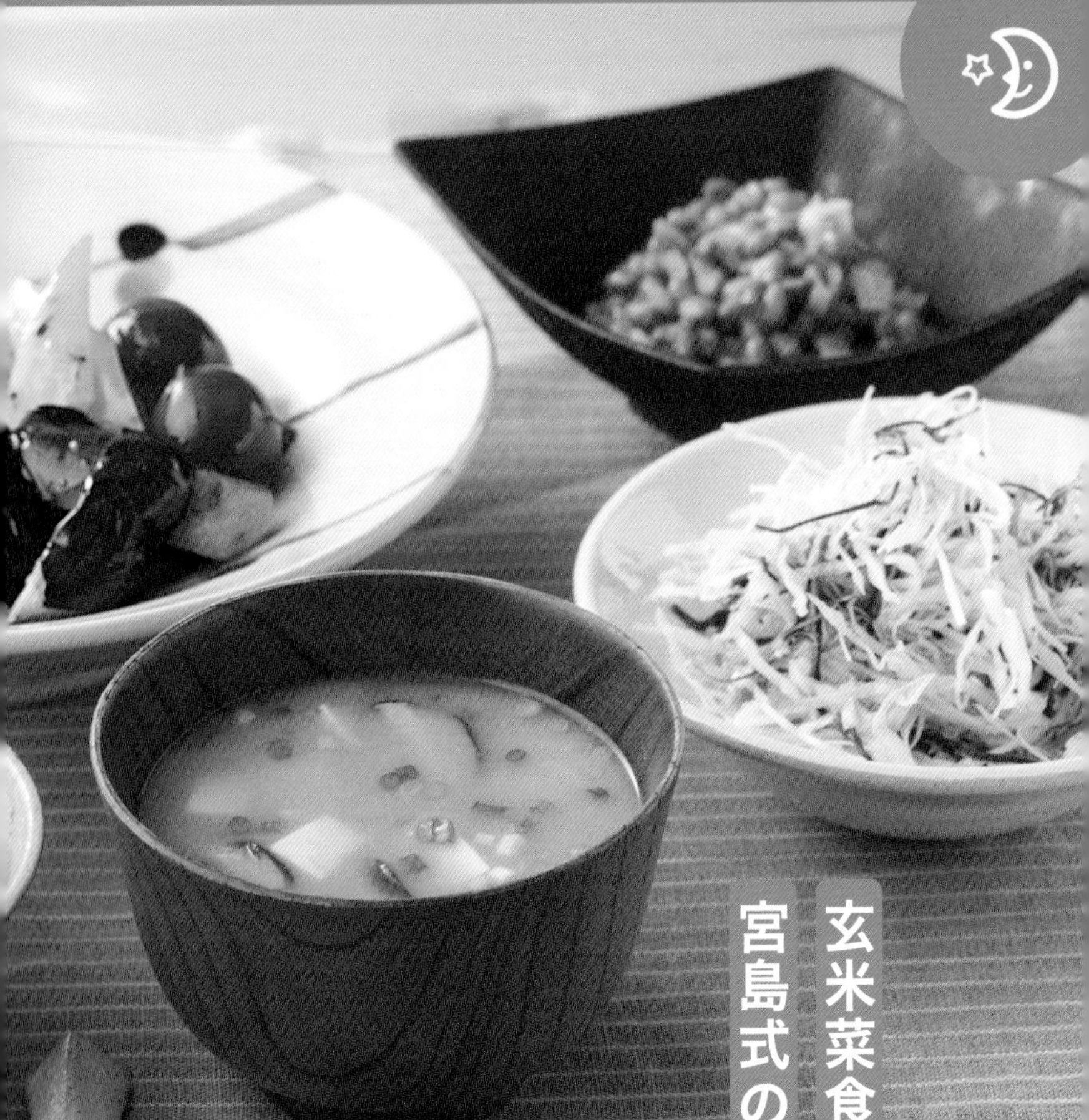

玄米菜食をベースにした 宮島式の基本夕食

POINT

メインディッシュにも発酵食品

しょうゆや酢などの日本古来の発酵食品を上手に使って腸内環境を整える

鮭と野菜の焼きびたし

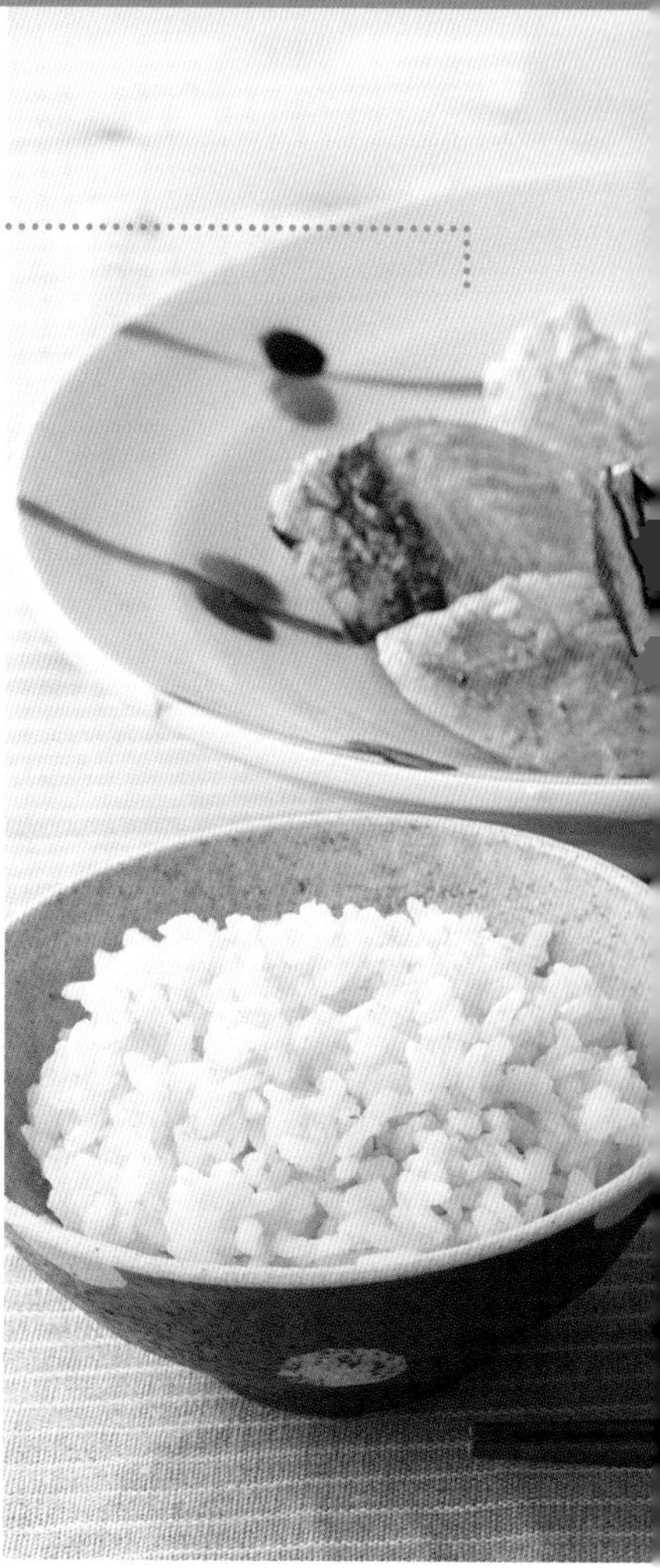

[材料] 2人分

鮭 ………… 2切れ
塩・こしょう ………… 各少々
なす ………… 1本
パプリカ(黄) ………… ⅓個
ミニトマト ………… 4個
油 ………… 大さじ1
梅干し ………… 1個
しょうが ………… 1かけ
めんつゆ(2倍濃縮) ………… 大さじ3
酢 ………… 大さじ2

[作り方]

❶鮭は一口大に切り、塩・こしょうを振る。なすとパプリカは、一口大の乱切りにする。

❷梅干しは種を除いてたたき、しょうがは千切りにして、めんつゆと酢と共にバットに混ぜ合わせておく。

❸フライパンに油を入れて熱し、なすとパプリカを皮目から入れ、焼き色が付いたらひっくり返して火を通す。ミニトマトもさっと焼く。鮭も皮目から入れて焼き、焼き色が付いたらひっくり返して火を通す。

❹❸が温かいうちに❷に漬け込み、密着ラップをかけて味をなじませる。

＊30分程度でもおいしくいただけますが、漬け込み時間が長いほうが、味がなじんでおいしくなるので、作り置きにも最適です。冷やして食べてもおいしいですが、お好みで温めてもOKです。

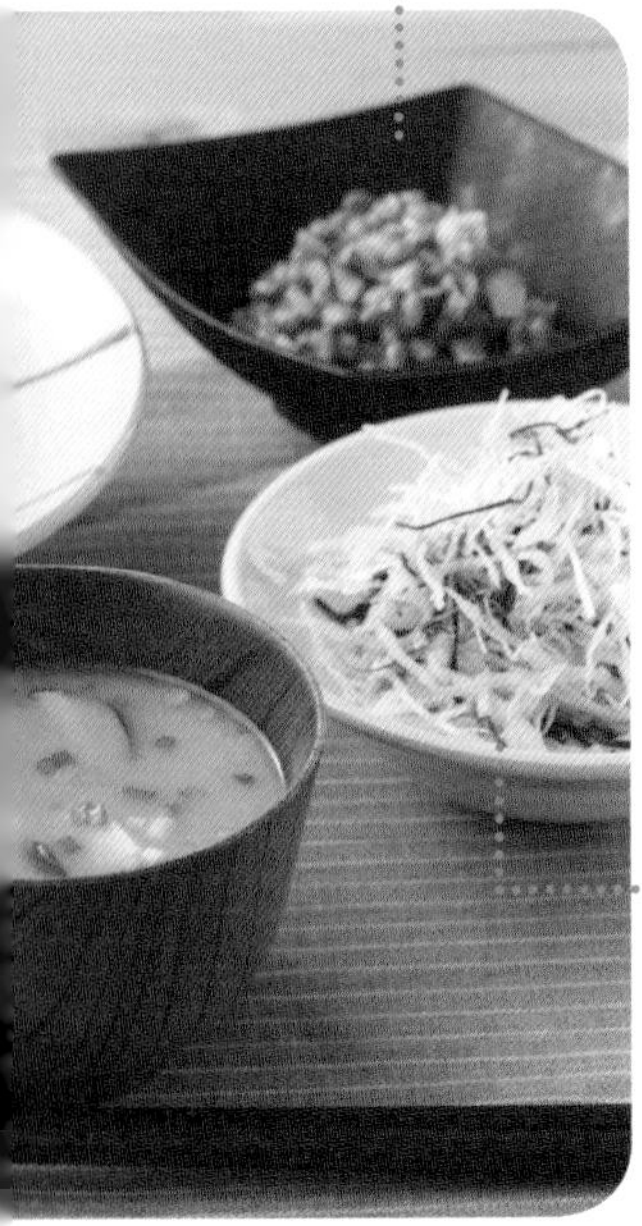

ぬか漬け納豆

[材料] 2人分

ぬか漬け（きゅうり、にんじん、大根など
　お好みのものでよい）……………… 50g
納豆 ……………… 1パック
アマニオイル・エゴマオイルなど
　（なければ入れなくてもよい）……………… 小さじ1

[作り方]

❶ぬか漬けを粗みじんに切る。納豆をそのままよく混ぜ、ぬか漬けとアマニオイルなどを加えて混ぜる。

POINT **納豆で善玉菌を補給**
納豆菌は生きたまま腸に届いて腸内環境を整え、便通を改善する

野菜サラダ

[材料] 2人分

キャベツ ……………… 大3枚
紫キャベツ ……………… 少々
お好みのドレッシング ……………… 適宜

[作り方]

❶キャベツと紫キャベツは千切りにし、水にくぐらせてシャキッとさせ、水けを切って器に盛り付ける。お好みのドレッシングなどをかける。

POINT **生野菜は体にやさしい水分**
生野菜に含まれる水分は体に吸収されやすいのが特徴。だから、いくら食べてもOK

豆腐ときのこの味噌汁

[材料] 2人分

豆腐(絹) …… 50g
きのこ類 …… 80g
味噌 …… 大さじ1½弱
水 …… 2カップ
小ネギ …… 適宜

[作り方]

❶豆腐は1センチ角に切る。きのこ類は、一口大に切る。小ネギは小口切りに。

❷鍋に水ときのこを入れて一煮立ちさせ、きのこに火が通ったら、豆腐を入れて温め、味噌を溶き入れて火を止める。器に盛り付け、小ネギをちらす。

POINT
大豆レシチンで記憶力アップ
胃腸に負担をかけずに記憶力を改善したいときは大豆食品

玄米ごはん

[材料] 炊きやすい量

玄米 …… 2合
水 …… 450cc

[作り方]

❶玄米をさっと水洗いして水を捨てる。こすり洗いをして何度か水で流して洗う。お米が浸るくらいの水を入れて約5〜6時間浸水させる。

❷水気をしっかりときって炊飯器に入れ、分量の水を入れて炊く。

＊お水の量はお好みの硬さに合わせて炊いてください。
＊発芽玄米の場合は、浸水させずにそのまま食べられるものもあるので、商品パッケージを参照してください。

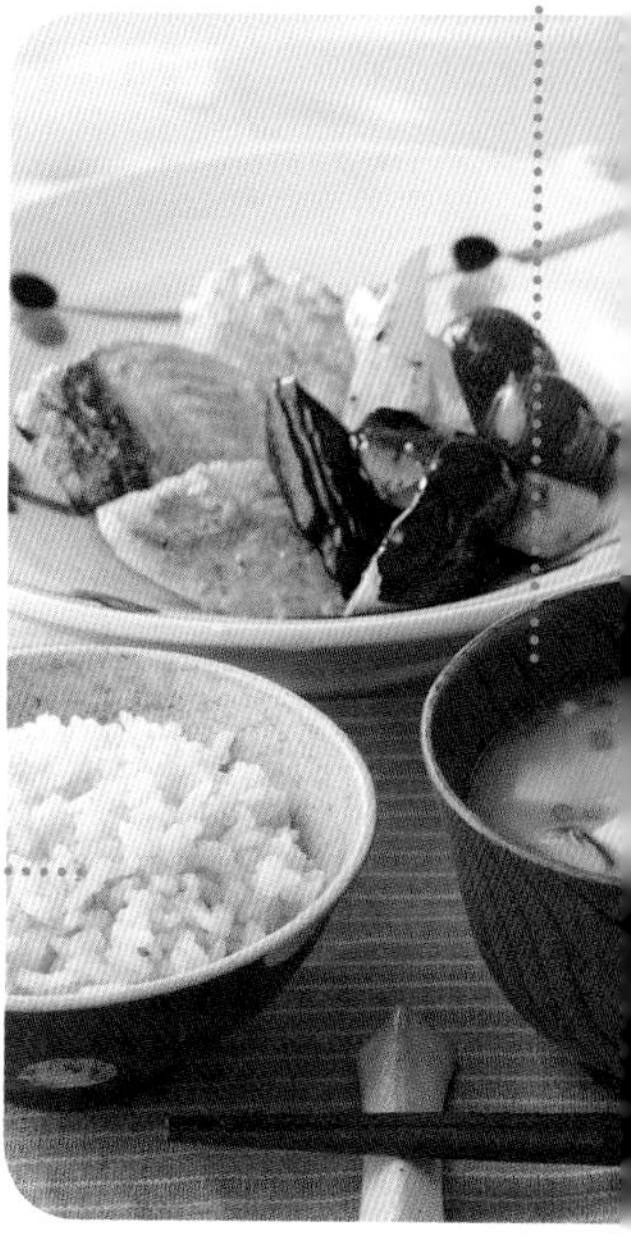

POINT
玄米主食で栄養ばっちり
必要な栄養素がほとんど含まれる玄米だから、副菜は植物性食品を中心に

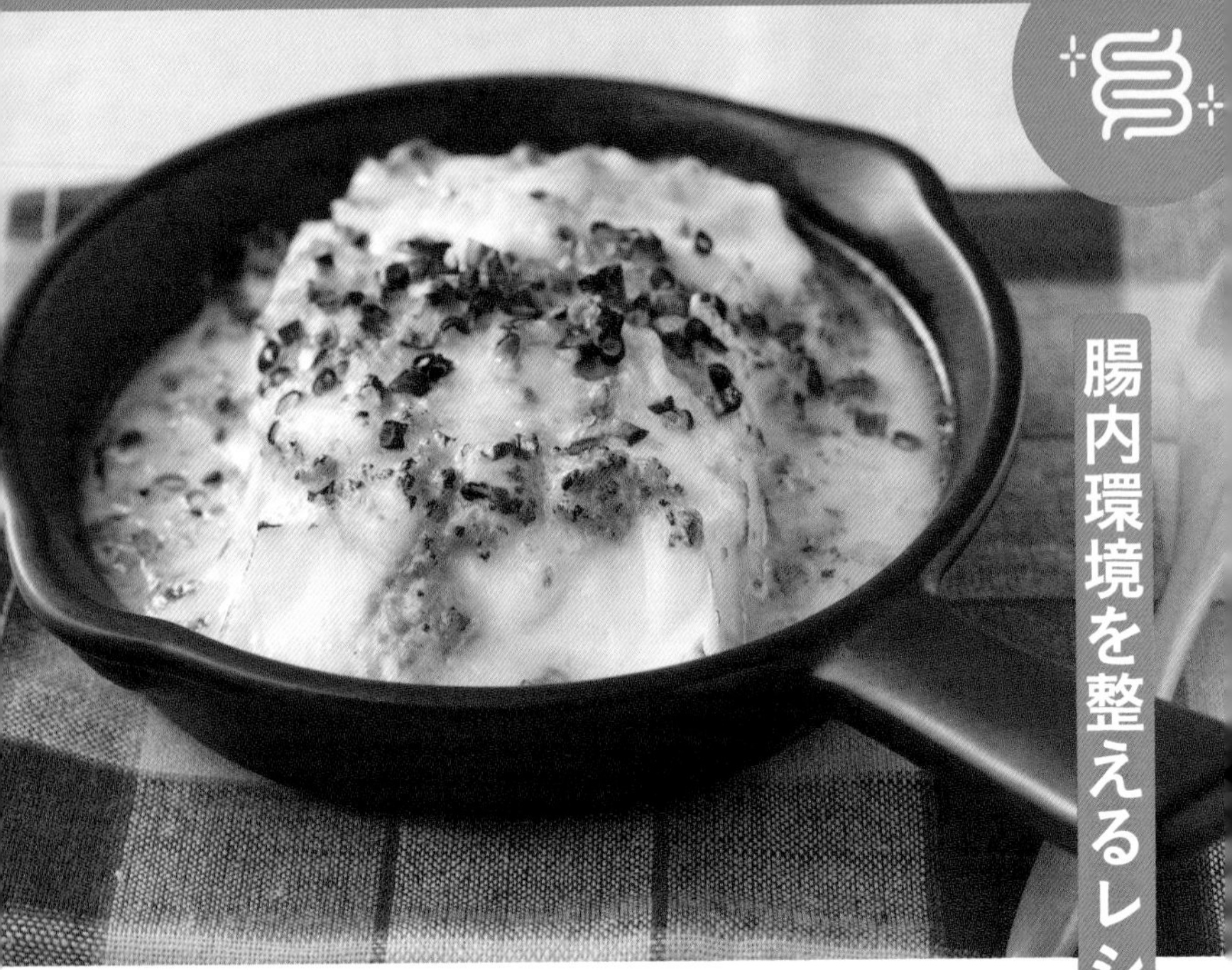

豆腐のネギ味噌チーズのグラタン

［ 材料 ］ 2人分

豆腐(木綿) ………… 300g
豚挽き肉 ………………… 40g
小ネギ …………………… 4本
味噌 ……………… 大さじ1½
しょうゆ ……… 小さじ1強
調整豆乳……… 1½カップ
ピザ用チーズ ………… 40g
バター …………………… 10g

POINT

乳酸菌たっぷり

味噌やしょうゆから植物性乳酸菌を、チーズとバターから動物性乳酸菌をとる

［ 作り方 ］

❶豆腐は2枚重ねにしたキッチンペーパーに包み、耐熱容器に入れ、電子レンジで1分30秒加熱し、再び新しいキッチンペーパーで包んでさらに1分30秒加熱して水切りをする（時間があれば、キッチンペーパーに包んで、上に重たい物をのせて水切りしてもよい）。小ネギは小口切りにする。
❷味噌、しょうゆを混ぜ合わせ、豆乳を少しずつ入れてのばす。味噌が溶けて、全体が均等になったら、豚挽き肉とチーズを混ぜ合わせてソースを作る。
❸❶を2センチ幅に切り、耐熱容器にずらして並べ、❷のソースをかけ、バターをちぎってまんべんなくのせ、小ネギをのせてオーブントースターで約15～20分焼く。

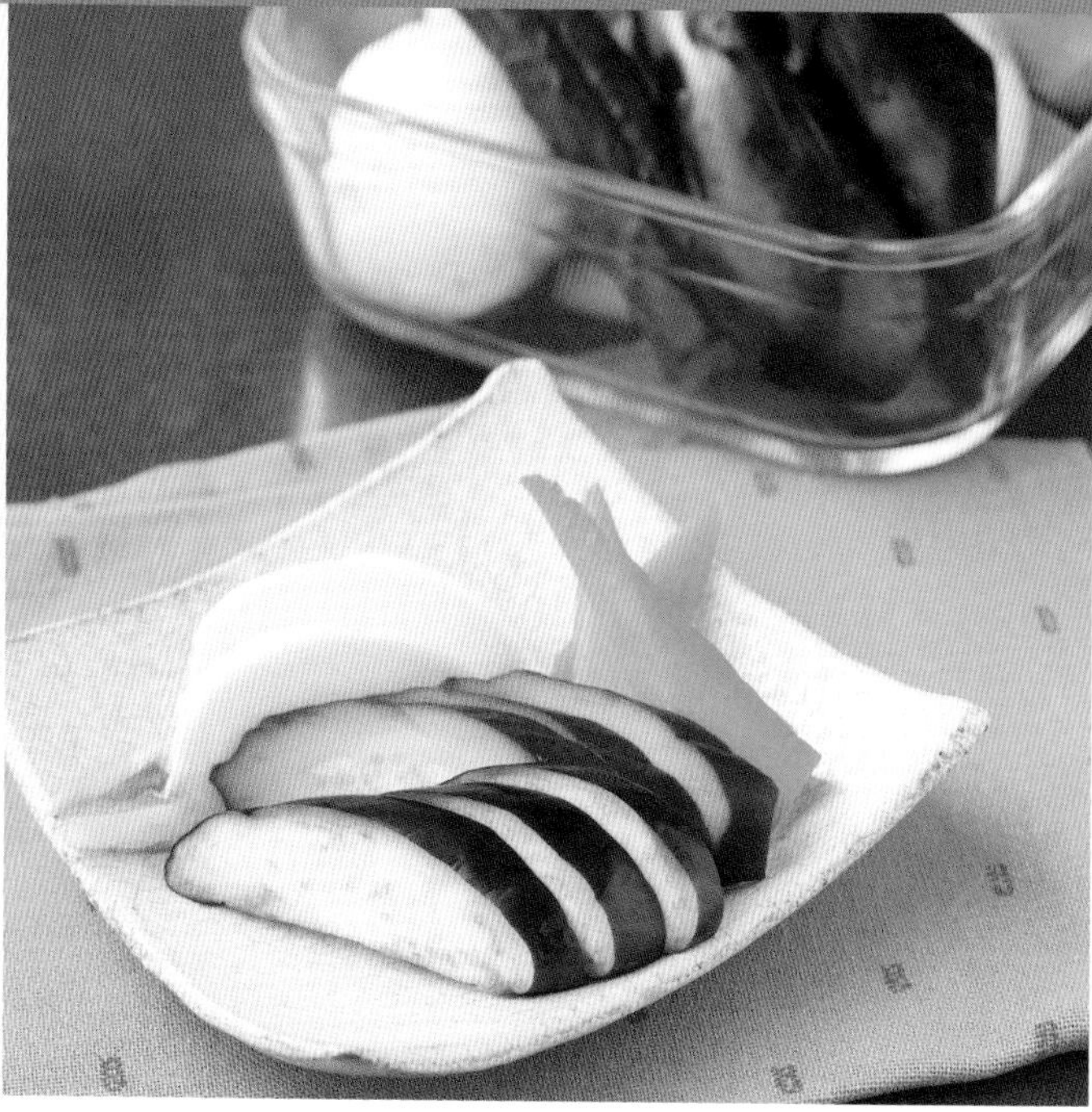

ヨーグルトと味噌の漬物

[材料] 2人分

A
- ヨーグルト……100g
- 味噌……70g
- 塩麹……30g

きゅうり……1本
にんじん……½本
かぶ……1個
なす……1本

POINT

手軽に乳酸菌

作り置きだから、いつでも乳酸菌がとれる

[作り方]

❶ジップが付いた袋にAを入れてよく揉んで混ぜ合わせる。そこにお好みの野菜を入れるだけ。

きゅうり⇒半分に切ってそのまま漬ける。

にんじん⇒皮をむいて、2センチ幅のスティック状に切って漬ける(野菜スティックのような形)。

かぶ⇒葉の部分を3センチほど残した状態で切り、さらに4等分のくし形に切り、漬ける。

なす⇒縦半分に切って漬ける。

＊上記のサイズで漬け込んだ場合、約半日程度で味がなじんでくるので、お好みの状態まで漬けるとよい。

＊長く漬け込む場合は、大きめに切って漬け込むとよい。

＊残り野菜をどんどん入れて漬けるとよい！

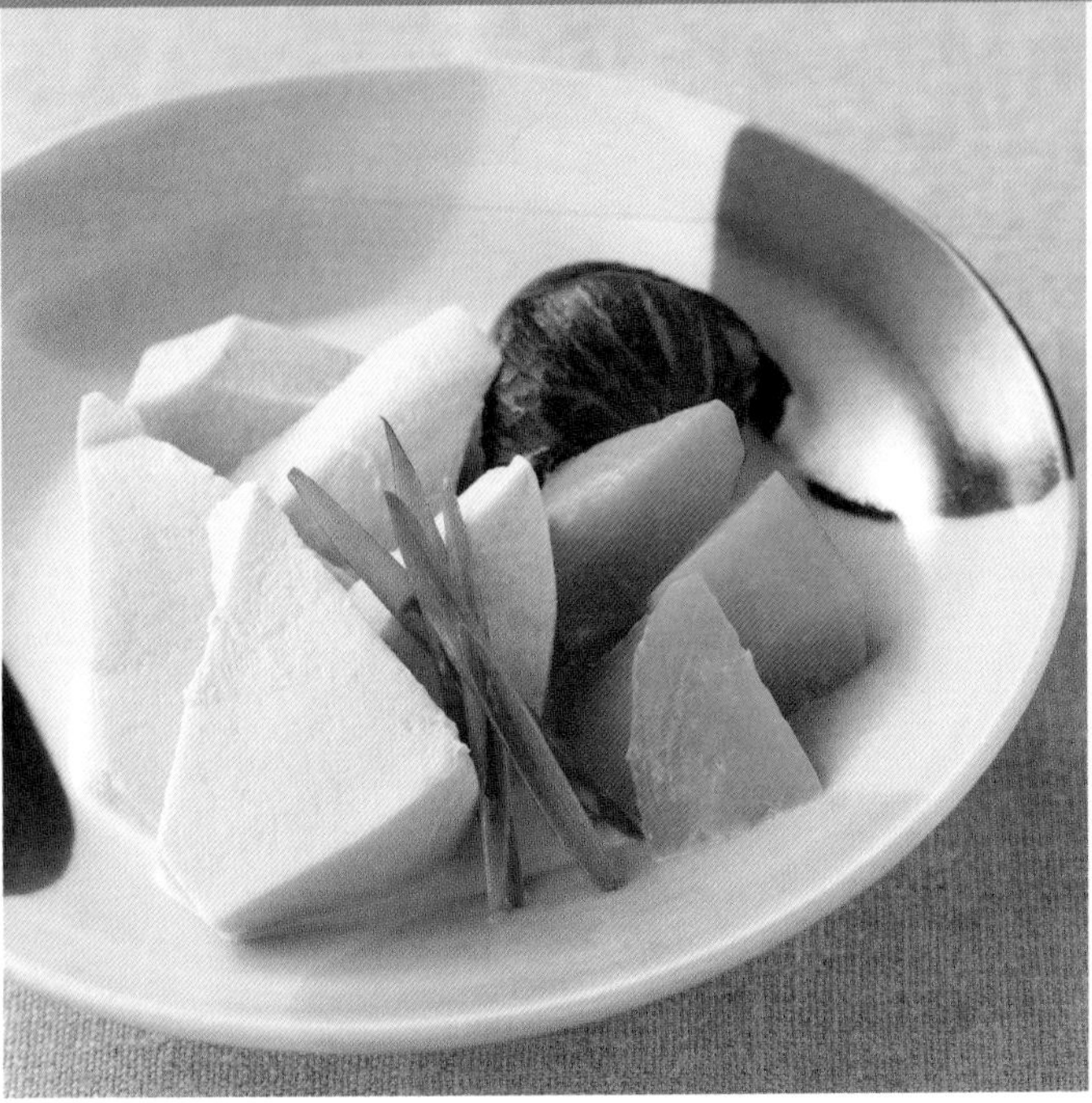

高野豆腐の豆乳煮込み

[材料] 2人分

高野豆腐……2枚
にんじん……½本
乾燥しいたけ……2枚
白だし……大さじ2強
水……1½カップ
小ネギ……適宜
調整豆乳……⅔カップ

POINT

善玉菌を応援

食物繊維が豊富な食材を使って腸内フローラを改善する

[作り方]

❶高野豆腐は、たっぷりの水に約5～10分浸し、しっかりとしぼり、一口大に切る。にんじんは、皮をむいて乱切りにする。乾燥しいたけは、もどさずにそのまま軸を折って除く。小ネギは、2センチ幅の斜め切りにする。
❷鍋に水と白だし、高野豆腐、にんじん、乾燥しいたけを入れて一煮立ちさせ、中火弱で約10～15分煮込む。
❸にんじんがやわらかくなったら、豆乳を加えて中火弱で約2～3分煮込んで火を止める。
❹器に盛り付け、小ネギを添える。

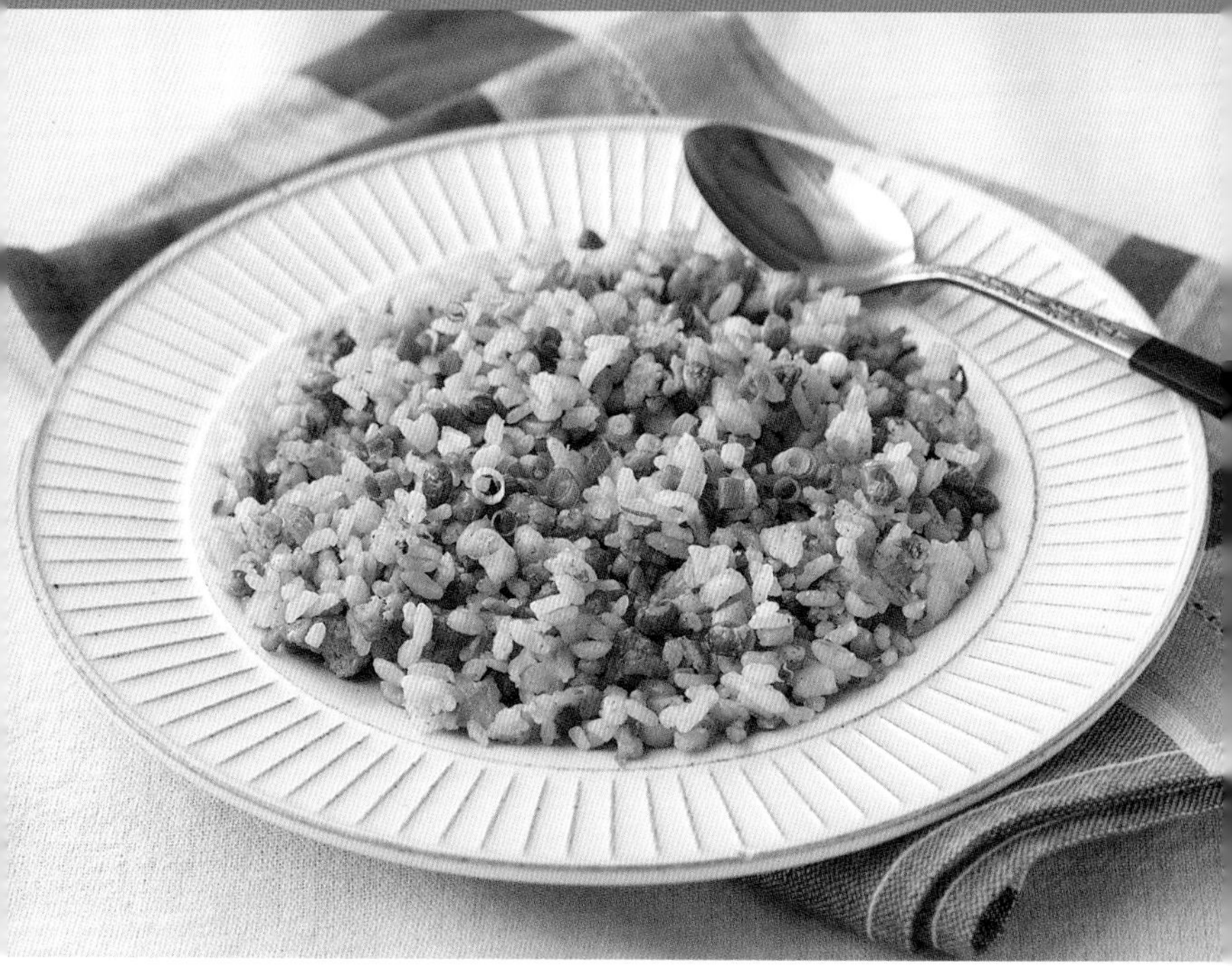

納豆炒飯

[材料] 2人分

もち麦ごはん	300g
豚挽き肉	80g
しょうが	2かけ
ネギ	40g
卵	2個
納豆	1パック
油	大さじ1
酒	大さじ1
塩	小さじ⅔
こしょう	適宜
しょうゆ	小さじ2
小ネギ	適宜

[作り方]

❶しょうがとネギは、みじん切りにする。納豆は、タレとからしを混ぜておく。卵を溶きほぐし、もち麦ごはんを混ぜておく。

❷フライパンに油としょうが、ネギを入れて炒め、香りがしてきたら豚挽き肉を入れて炒め、色が変わったら、卵を混ぜたごはんを入れて炒め合わせ、全体がぱらぱらとしてきたら、酒、納豆を入れて炒め合わせ、塩・こしょうで味を調える。

❸全体がなじんできたらフライパンの片側によせ、空いたところにしょうゆを入れて少し焦がし、香ばしい香りがしてきたら、全体をざっと混ぜ合わせて火を止める。器に盛り付け、小ネギをちらす。

POINT **納豆菌で腸内清掃**

不溶性食物繊維が豊富な納豆をおいしくとる

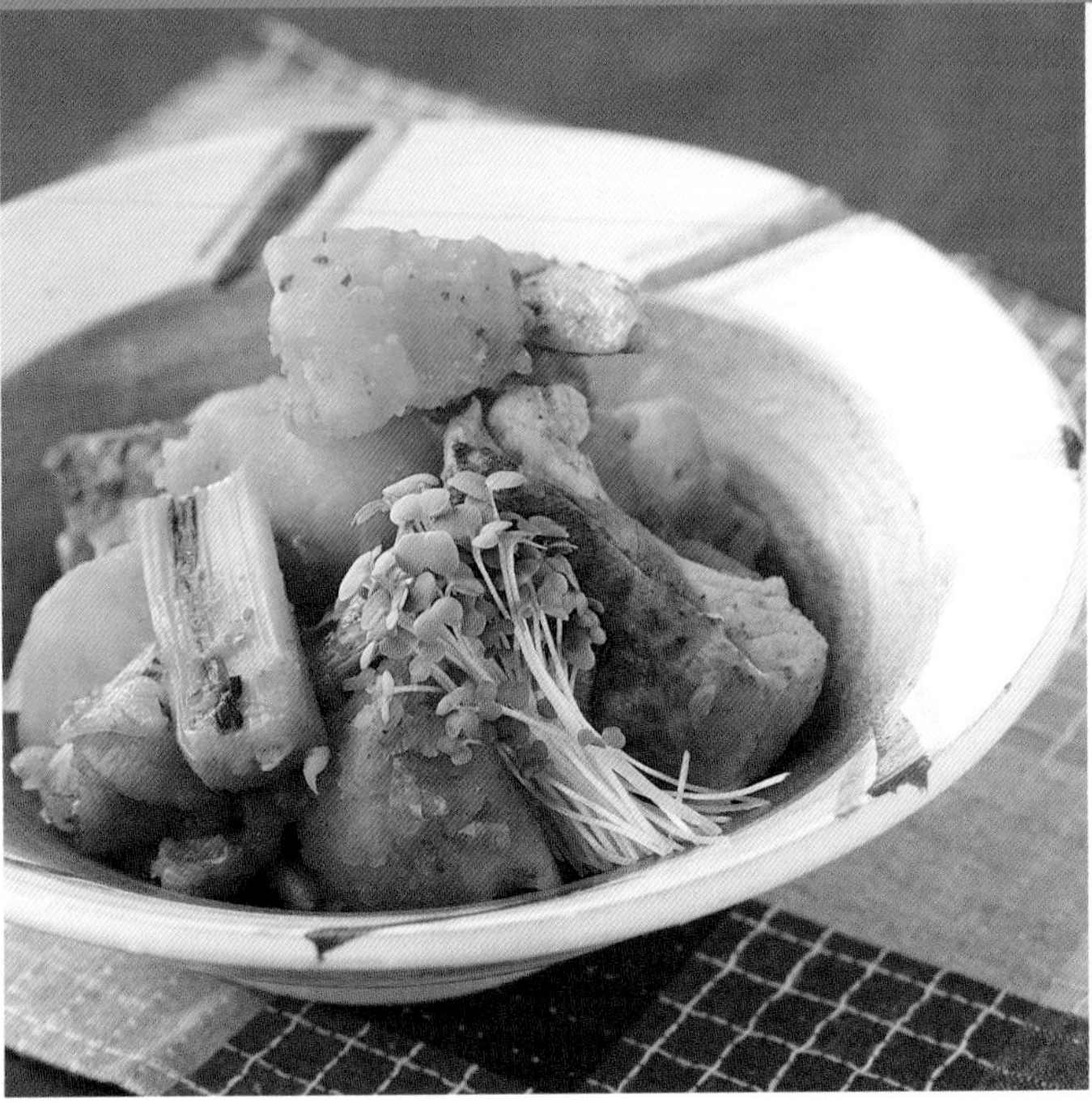

さばとじゃがいものキムチ煮

[材料] 2人分

さば(骨なしのもの) …… ½尾
酒 …… 大さじ1
塩・こしょう …… 各少々
じゃがいも …… 2個
ネギ …… ½本
水 …… 1½カップ
キムチ …… 150g
ブロッコリースプラウト
（カイワレ等でも） …… 適宜

血管をきれいに！

POINT さばの不飽和脂肪酸が血管のコレステロールを掃除してくれる

[作り方]

❶さばを一口大のそぎ切りにして、酒と塩・こしょうをまぶし、約10分置き、キッチンペーパーでしっかりと水気をきる。じゃがいもは皮をむいて一口大に切り、水で揉み洗いする。ネギは、3センチ幅に切る。
❷鍋にネギを入れ、焼き色が付いたら水、じゃがいもを入れて一煮立ちさせ、キムチを入れてフタをしながら中火弱で約8～10分煮る。じゃがいもに火が通ればよい。
❸さばを上にのせてフタをし、さばの色が変わってきたら全体をざっくりと混ぜ合わせ、水分がなくなるまで中火で煮込む。器に盛り付け、ブロッコリースプラウトを添える。

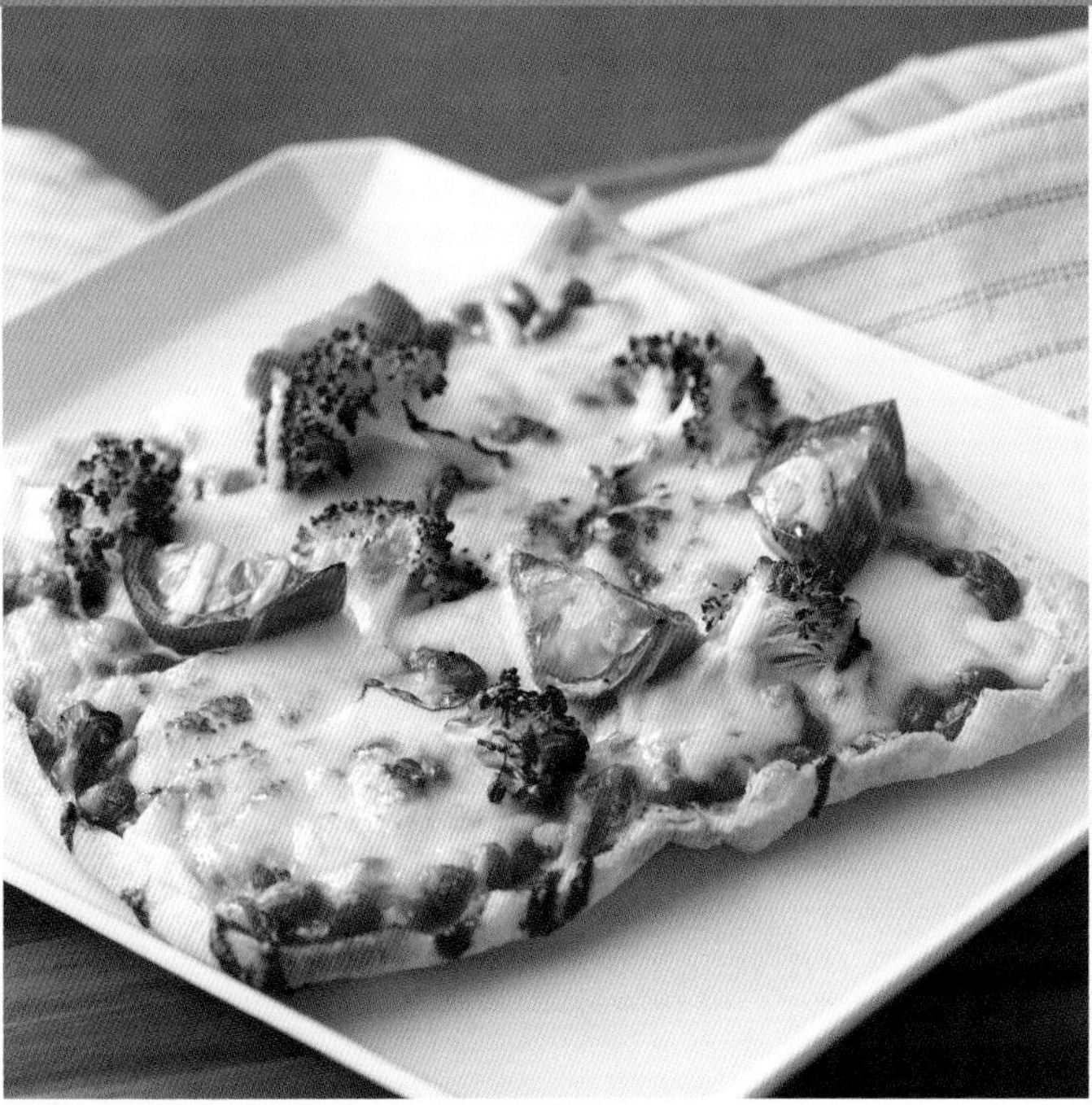

納豆ピザ

［ 材料 ］2人分

油揚げ……1枚
納豆……1パック
ミニトマト……1個
すりしょうが……½かけ分
ブロッコリー……30g
ピザ用チーズ……20g
マヨネーズ……適宜

POINT

血糖値が気にならない

納豆菌が腸内に棲みつくと血糖値の急激な上昇を防ぐ

［ 作り方 ］

❶油揚げに切り込みを入れて開く。ミニトマトはくし形に切る。納豆は添付のタレとからし、すりしょうがと混ぜておく。ブロッコリーはミニトマトと同じ大きさに切る。
❷アルミホイルの上に開いた油揚げの内側を上にしてのせ、納豆を広げる。さらにチーズを全体に広げ、ミニトマト、ブロッコリーをまんべんなくちらし、マヨネーズを斜めがけしてオーブントースターで約10～15分焼く。

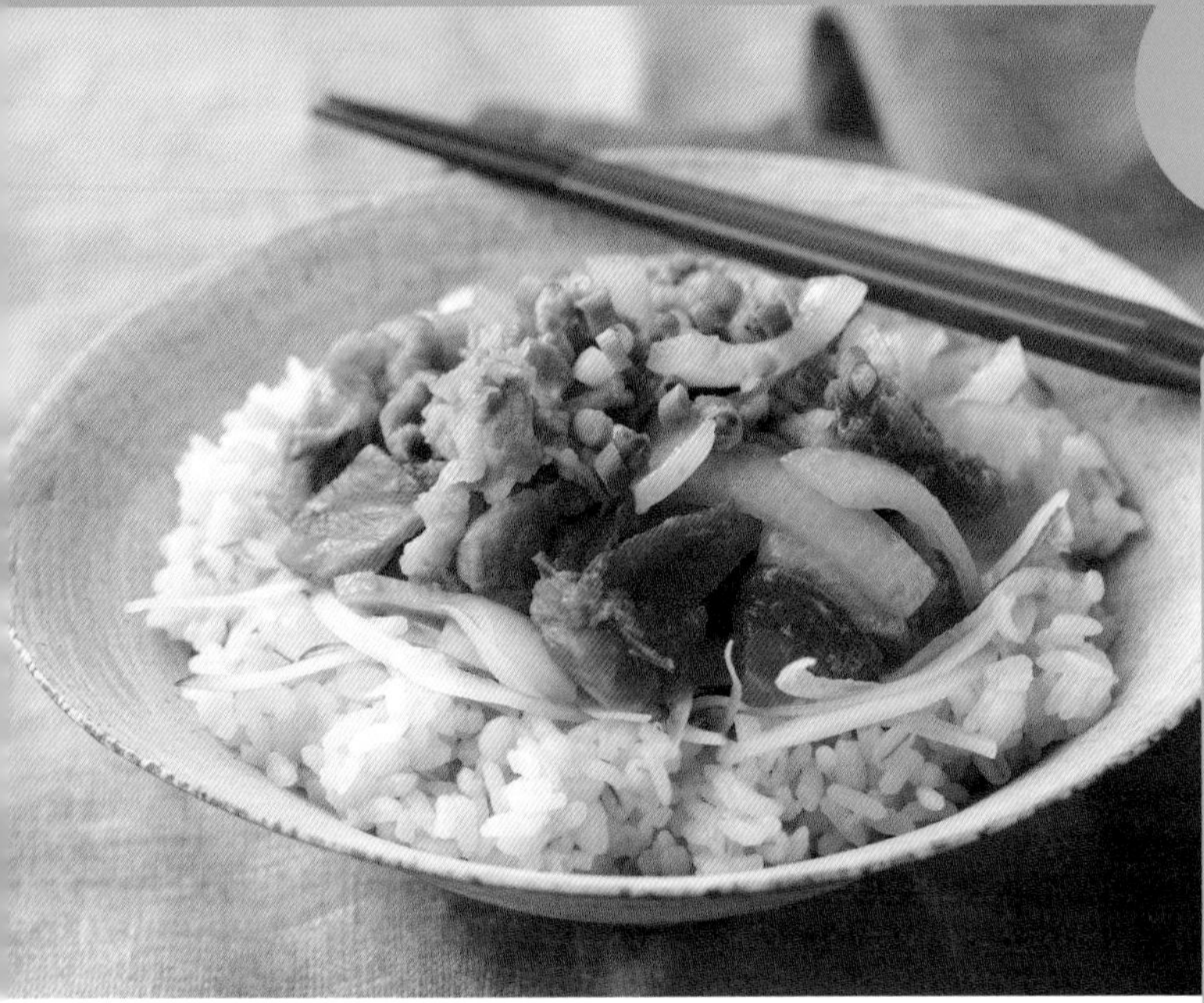

豚肉のしょうが焼き丼

[材料] 2人分

豚小間肉 ……………………… 150g

A
- すりしょうが …… 2かけ分
- しょうゆ・酒・みりん …………… 各大さじ1½
- 砂糖 ………………… 小さじ1

玉ねぎ ……………… ½個(100g)

トマト ………………………… ½個

油 ……………………………… 小さじ2

紫玉ねぎ ……………………… 適宜

小ネギ ………………………… 適宜

もち麦ごはん …… 300～400g

やる気が出る!

POINT 豚肉に含まれるビタミンB1でやる気をチャージする

[作り方]

❶豚小間肉にAを揉みこむ。玉ねぎ15gと紫玉ねぎは、繊維に添って薄切りにし、水にさっとさらして水けを切る。残りの玉ねぎを繊維に逆らって7～8ミリ幅に切る。トマトは1センチ角に切る。小ネギは小口切りにする。

❷フライパンに油を入れて玉ねぎを炒め、玉ねぎの表面が半透明状になったら、豚肉を漬けダレごと入れて炒め合わせる。豚肉に半分程度火が通ったらトマトを加えて一緒に炒め合わせる。

❸器にご飯を盛り付け、❶の玉ねぎスライスを敷き、❷をのせる。小ネギをちらす。

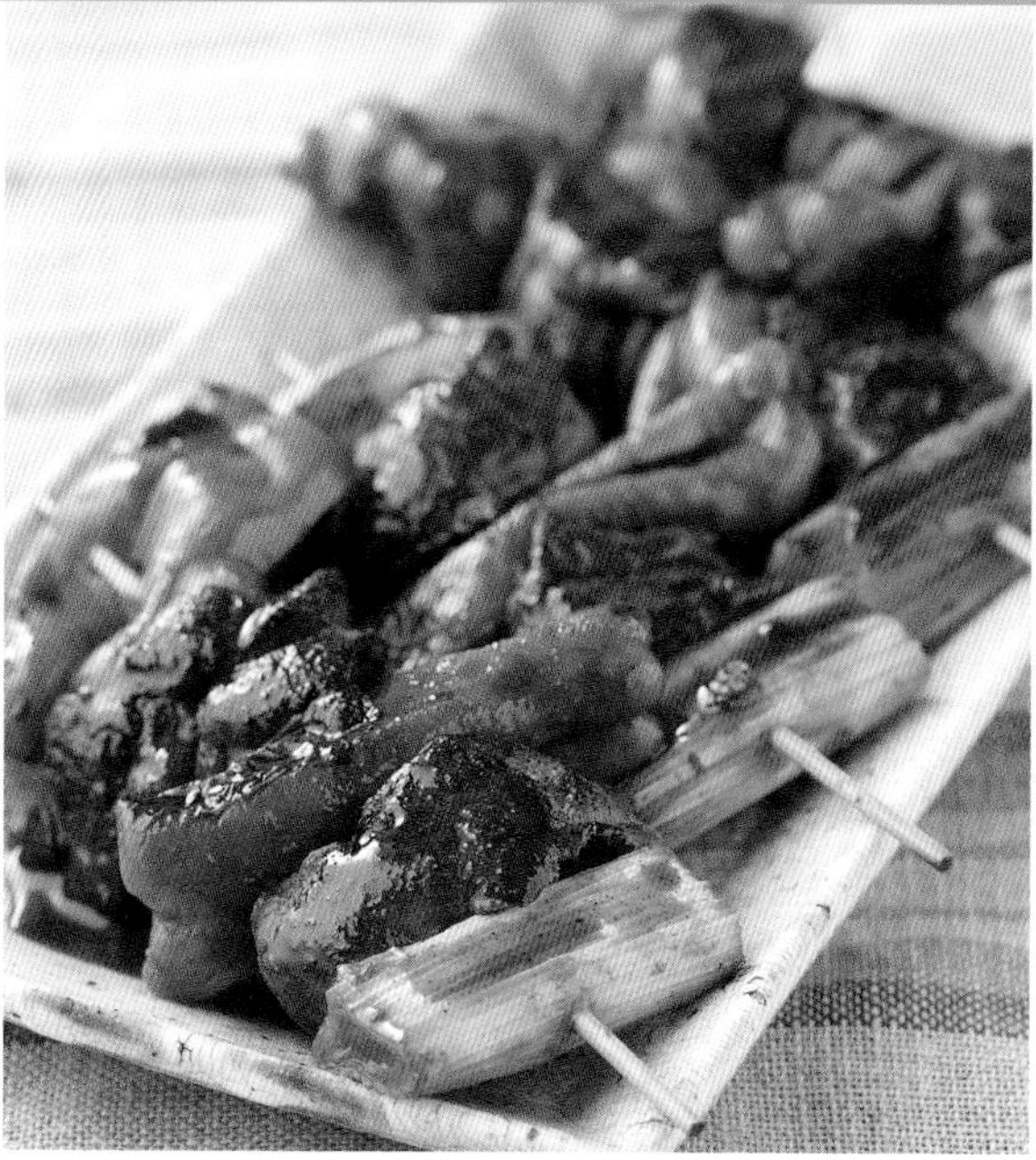

レバーのスパイス照り焼き串

[材料] 2人分

鶏レバー ……… 150g
ピーマン ……… 2個
ネギ ……… 1本
カレー粉 ……… 小さじ½
塩・こしょう ……… 各少々
油 ……… 適宜
A
しょうゆ・酒・みりん ……… 各大さじ1½
砂糖 ……… 大さじ½
カレー粉 ……… 小さじ½
レモン ……… 適宜

POINT
注意力散漫解消！
亜鉛はレモンのビタミンCで吸収力アップ

[作り方]

❶レバーをさばいて、水に入れて、水が濁らなくなるまで何度か水を替えながら洗い、水気をふきとる。レバーは半分に切り、それぞれをそぎ切りにする。

❷ピーマンは半分に切り、種を除く。ネギは3センチ幅のぶつ切りにする。❶のレバーと共に竹串に刺し、塩・こしょう、カレー粉を全体にまんべんなく振る（ネギを1番目に刺し、レバーは波を打つようにして刺すとよい）。

❸フライパンに油を敷き、❷を焼き付け、焼き色が付いたらひっくり返してフタをし、弱火で約2～3分蒸し焼きにして取り出す。

❹Aを入れて一煮立ちさせ、フライパンをゆすりながら煮詰め、全体がとろっとしてきたら❸を戻し入れて絡ませながら温める。器に盛り付け、レモンを添える。

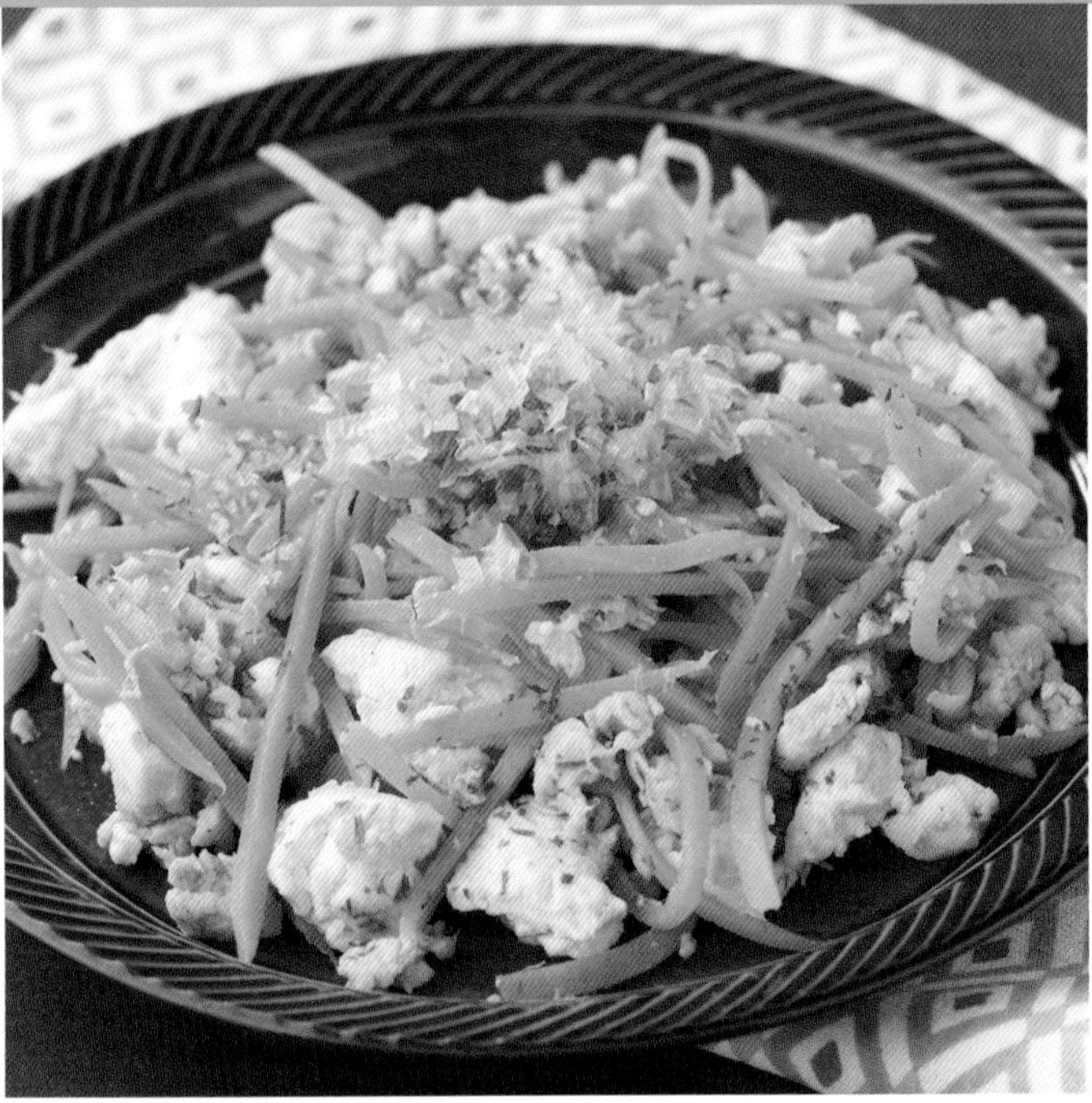

豆腐とにんじんのツナ炒め

[材料] 2人分

豆腐(木綿) …… 150g
にんじん …… 1本
ツナ缶 …… 1缶
卵 …… 1個
油 …… 小さじ2
A
塩 …… 小さじ⅓
しょうゆ …… 小さじ1
こしょう …… 少々
だしの素 …… 小さじ⅓
かつおぶし・青海苔 …… 各適宜

認知症を予防する!
POINT レシチン効果で老人性うつを撃退する

[作り方]

❶豆腐をキッチンペーパーに包んで耐熱皿に入れ、電子レンジで1分30秒加熱して水切りをする(時間があれば、ペーパーに包んだ状態で重しをのせて水切りをしてもよい)。にんじんは太めの千切りにする。卵は溶きほぐして、水気を切ったツナ缶と共に混ぜ合わせておく。
❷フライパンに油を敷き、にんじんを炒め、少ししんなりとしてきたら、豆腐をほぐしながら入れて炒め合わせ、豆腐の角が丸くなってきたら、ツナと卵を混ぜたものを入れて炒め合わせる。全体がぱらぱらとしてきたらAを入れて味を調える。
❸器に盛り付け、かつおぶしと青海苔を振る。

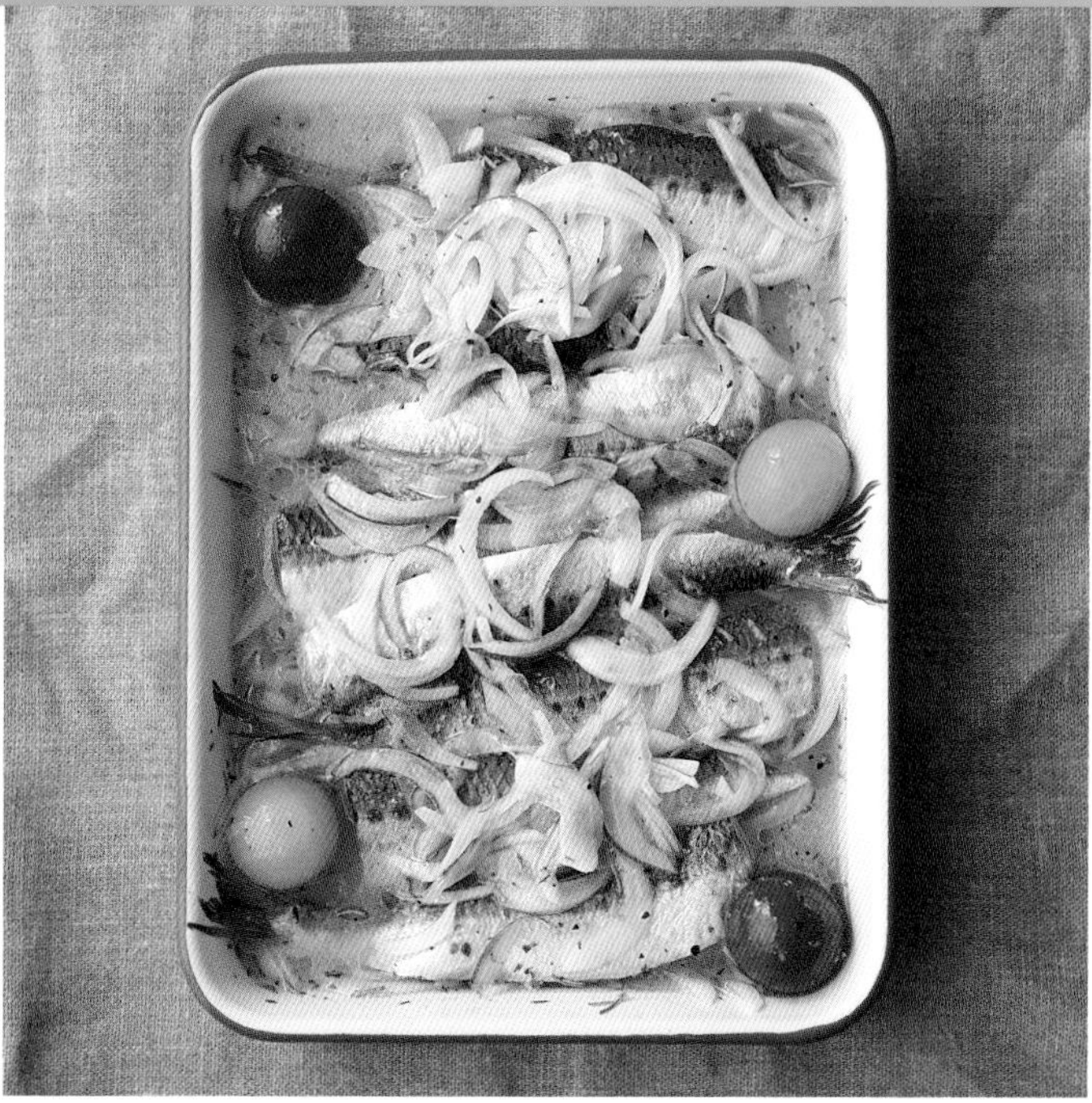

イワシのマリネ

[材料] 作りやすい分量

イワシ(3枚おろしにしたもの) … 2尾分
玉ねぎ …… ½個
紫玉ねぎ …… 適宜
ミニトマト(赤・黄) …… 各2個
A
- 酢 …… ½カップ
- 塩 …… 小さじ1弱
- こしょう …… 少々
- オリーブオイル …… 大さじ3
- お好みのドライハーブ（オレガノ、バジル等） …… 適宜

[作り方]

❶イワシはそれぞれを縦半分に切り、背びれなどを除く。玉ねぎと紫玉ねぎは薄切りにする。ミニトマトは、竹串で数カ所穴をあける。

❷バットや保存容器などにAの材料を入れて混ぜ溶かし、❶をすべて入れて漬ける。時々上下を返しながら全体がまんべんなく漬かるようにする。30分程度でもおいしいが、数時間漬けてもおいしい。

POINT
脳の血流改善!
イワシの脂は血液をサラサラに

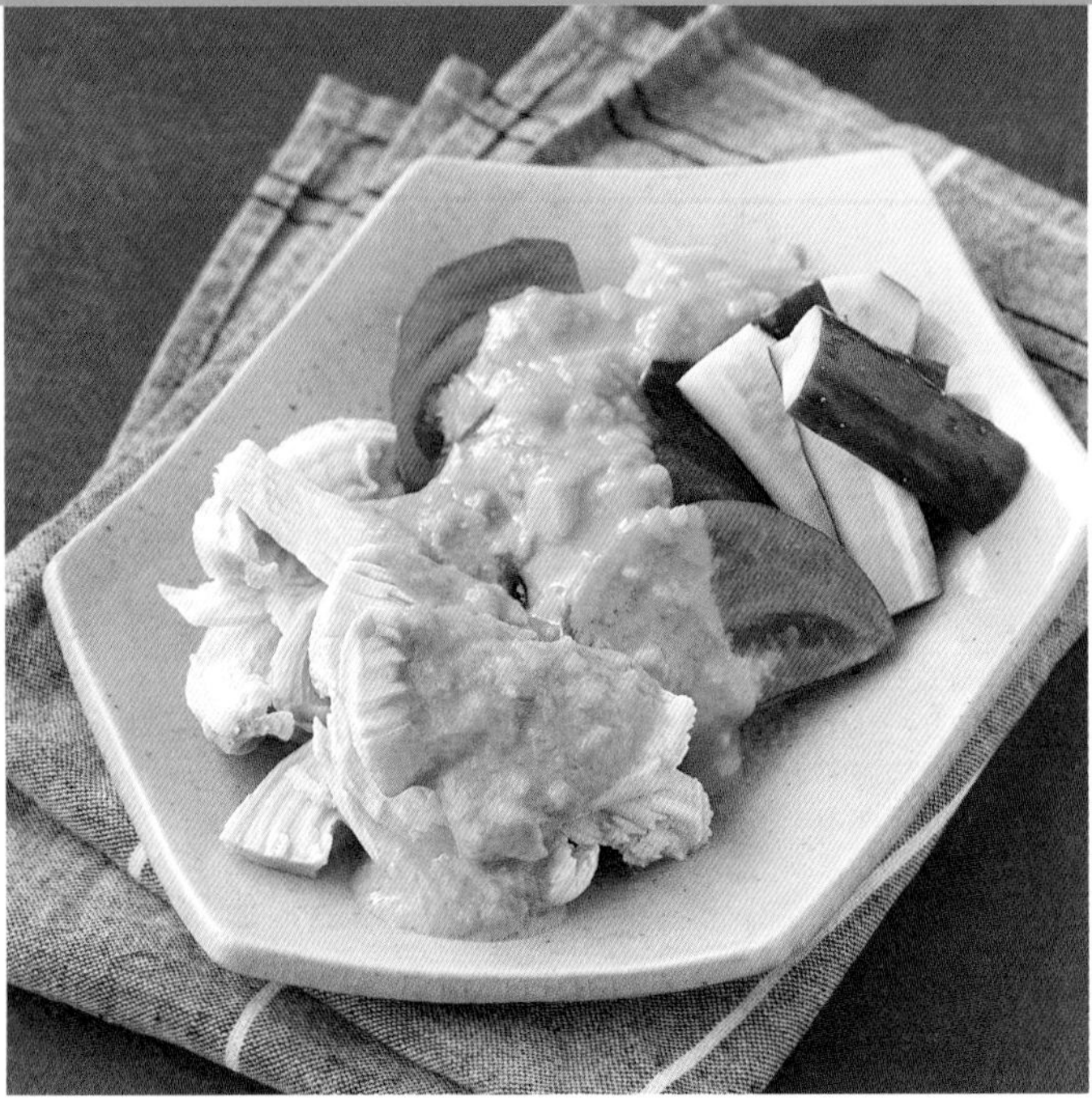

鶏胸肉のバンバンジー風

[材料] 2人分

鶏胸肉(皮なし)… 小1枚(200g)

A
- 塩 …… 小さじ⅓
- こしょう …… 少々
- 酒・酢 …… 各大さじ1

きゅうり …… 1本
トマト …… 小1個
ネギ …… 5センチ分
しょうが …… 1かけ

B
- しょうゆ・酢 …… 各大さじ1
- ねりごま …… 大さじ2
- 砂糖 …… 小さじ½

POINT
肉も野菜と一緒なら安心

肉類をとるときは野菜と一緒に食べて胃腸の負担を軽くする

[作り方]

❶鶏胸肉とAを耐熱皿に入れて揉み、胸肉の薄い部分を下にたたみ込むようにして置き、ラップをふんわりとかけて電子レンジで3分加熱。そのまま電子レンジの中で粗熱がとれるまで放置する(余熱で火を通す)。

❷レンジで保温させている間に、きゅうりは縦半分に切って種をスプーンなどで除き、ヒビを入れて一口大に切る。トマトは1センチ幅の半月切りにする。ネギとしょうがはみじん切りにし、Bと共に混ぜてタレをつくっておく。

❸❶の粗熱が取れたら大きめに手で裂き、トマト、きゅうりと共に盛り合わせてタレをたっぷりとかける。お好みでラー油をかけても。

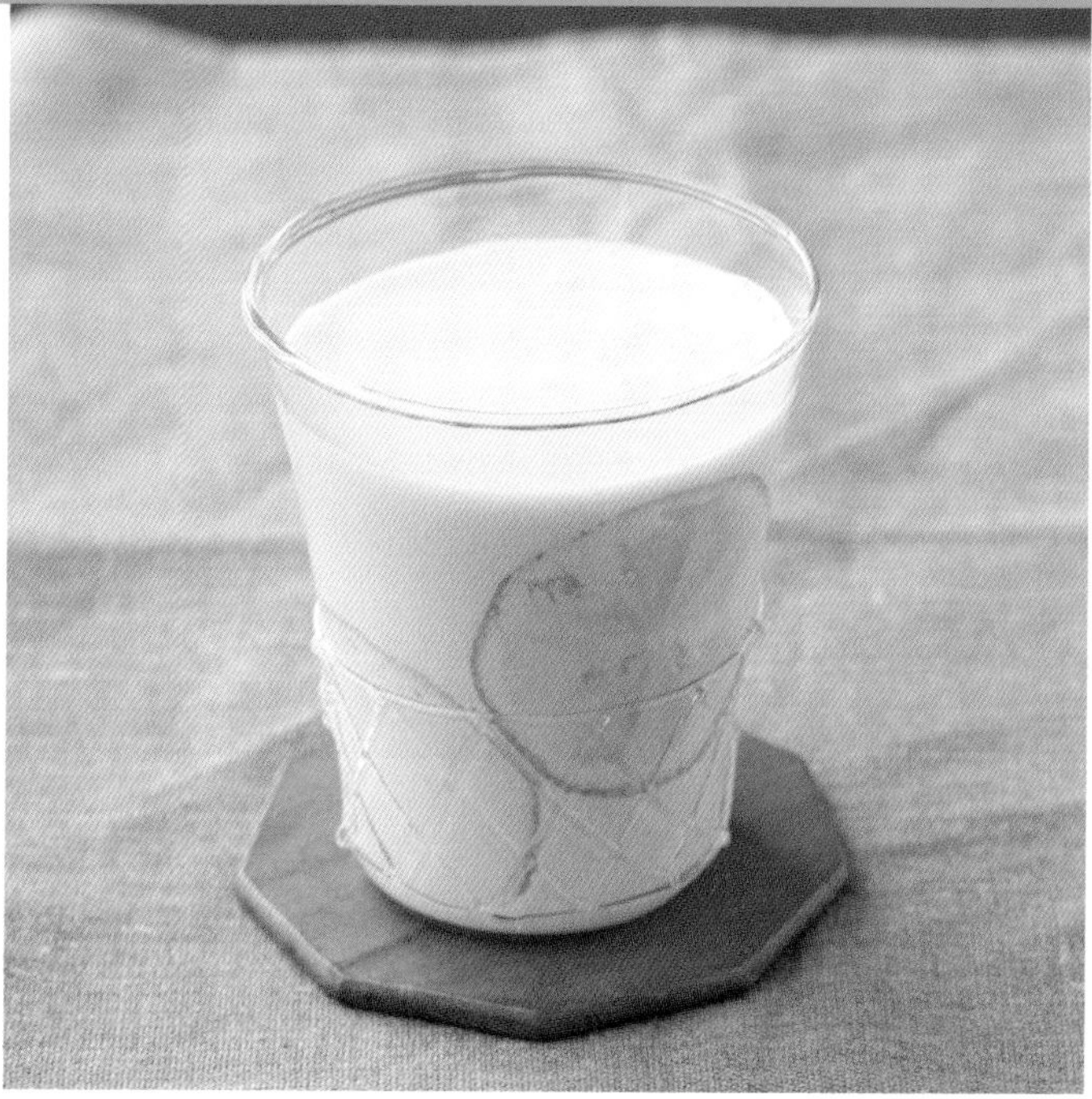

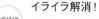

豆乳とレモンの飲むヨーグルト

[材料] 1杯分

調整豆乳……………… ½カップ
ヨーグルト…………………… 80g
レモン汁……………… 小さじ2
オリゴ糖……………………… 適宜
レモンの薄切り…………… 適宜

[作り方]

❶材料すべてを、滑らかになるまでよく混ぜ合わせる。ボウルかグラスで混ぜ合わせればよい。

❷あればグラスに、薄切りのレモンをはりつけ、❶をゆっくりと注ぐときれいに見える。飲むときには、レモンをつぶしながら飲んでも。

POINT
イライラ解消!
カルシウムとビタミンCを補給する

[著者プロフィール]

宮島賢也（みやじま・けんや）

精神科医・産業医。1973年、神奈川県生まれ。防衛医科大学校卒業。研修中、意欲がわかず精神科を受診、うつ病の診断を受ける。自身が7年間抗うつ剤を服用した経験から、「薬でうつは治らない」と気づき、食生活と考え方、生き方を変え、うつ病を克服する。その経験を踏まえ、患者が自ら悩みに気づき、それを解決する手伝いをする方向へと転換。うつの予防と改善へ導き、人間関係を楽にする「メンタルセラピー」を考案する。心の深い世界を知ったことから、さらに探求を開始し、現在は産業医などをしながら、心の不調の予防や教育により一層関われる方法を模索中。

メンタルは食事が9割

発行日　2023年5月10日　第1刷

著者　宮島賢也

本書プロジェクトチーム
編集統括　柿内尚文
編集担当　栗田亘、福田麻衣
デザイン　轡田昭彦＋坪井朋子
編集協力　深谷恵美、鈴木秀雄
撮影　よねくらりょう
料理　田村つぼみ
校正　東京出版サービスセンター

営業統括　丸山敏生
営業推進　増尾友裕、綱脇愛、桐山敦子、相澤いづみ、寺内未来子
販売促進　池田孝一郎、石井耕平、熊切絵理、菊山清佳、山口瑞穂、吉村寿美子、矢橋寛子、遠藤真知子、森田真紀、氏家和佳子
プロモーション　山田美恵、山口朋枝
講演・マネジメント事業　斎藤和佳、志水公美

編集　小林英史、村上芳子、大住兼正、菊地貴広、山田吉之、大西志帆
メディア開発　池田剛、中山景、中村悟志、長野太介、入江翔子
管理部　中村宏之、早坂裕子、生越こずえ、本間美咲、金井昭彦
マネジメント　坂下毅
発行人　高橋克佳

発行所　株式会社アスコム

〒105-0003
東京都港区西新橋2-23-1　3東洋海事ビル
編集局　TEL：03-5425-6627
営業局　TEL：03-5425-6626　FAX：03-5425-6770

印刷・製本　中央精版印刷株式会社

Printed in Japan ISBN 978-4-7762-1283-6

本書は、2017年10月に弊社より刊行された『薬を使わず自分のうつを治した精神科医のうつが消える食事』を改題し、加筆・修正したものです。